時兆文化

Exercise 水分 Liquids 環境 Environment
Rest 空氣 Air 節制 Temperance
nism 營養 Nutrition 社會支持 Social Support

樂活人生
幸福的**12**道處方

CELEBRATIONS
Living Life to the Fullest

凱瑟琳‧肯特羅夫
艾倫‧漢狄瑟斯
弗萊得‧哈汀
彼得‧蘭德里斯
合著

U0086678

❧ 目錄 ❧

❦ 前言 ❦

　　根據多項以復臨信徒為研究對象的調查結果顯示，一般來說，依照《樂活人生》一書中所述、按全方位健康原則生活的復臨信徒，平均壽命要比其他復臨信徒多10年——再與一般按「美式作風」生活，偏好高油脂、高糖，以及精緻飲食，又不喜規律運動的普羅大眾比較，其結果亦同。

　　本書將為你呈現許多具挑戰性的觀念及關鍵性的選擇。這些選擇包含了現今多元化生活方式中不同層面的選擇，例如心靈、情緒、身體、屬靈及社交等。

　　「樂活」（CELEBRATIONS®）一詞中，每一個字母代表的是全方位的12大項健康生活原則，詳列如下：

　🔵 選擇（Choices）

　🔵 運動（Exercise）

　🔵 水分（Liquids）

　🔵 環境（Environment）

　🔵 信仰（Belief）

🕐 休息（Rest）

✲ 空氣（Air）

✋ 節制（Temperance）

👤 正直（Integrity）

◉ 樂觀（Optimism）

🍎 營養（Nutrition）

💬 社會支持（Social Support）

以下是我們對讀者在閱讀此書時的四點承諾：

 對生活方式做選擇是您的權利，我們十分尊重您的個人權利與責任。

 身為復臨信徒，我們深信宇宙中有一位創造主，因此我們願意公開且理性地與您分享這份信仰。作為一宗教組織，我們是世上對於宗教自由予以相當尊重的眾多理性教派之一，我們絕不強迫他人接受任何理念，而是從我們自身經驗出發，力證擁有健康生活所帶來的喜樂。

 我們無時不刻地努力呈現擁有科學研究佐證的參考資料，以改善您的生活品質。

我們對您個人非常關心——特別是您人生的豐富與健康——「樂活原則」不是為了博得任何利益而設計的,這是一項非營利的計劃。

選擇健康、擁抱生活的喜悅應是一項有計劃的決定,且是包含豐富知識,出於自由意願所做出的抉擇。正如廿世紀初著名的政治家——威廉・詹寧斯・布萊恩(William Jennings Bryan)所言:**「命運不在乎機會,乃在於選擇。命運更不是被動的等待,而是主動的完成。」**

「樂活原則」所展示的哲學觀,包含個人必須做出自己在生活上的選擇,此抉擇是以科學證據與信息為基礎,即所謂「復臨信徒生活方式」的寫照。

復臨信徒健康哲學的中心思想,在於關注人類生活的各個層面,即全人生活。這裡的「全人」是指身體、心智、情緒、精神層面,以及社交關係上的互動。

因此,我們滿懷喜悅地將這生活原則介紹給您,書中不但富含健康生活的秘訣,更是對美好生活所獲得的喜樂表達感謝。

⁂ 致謝 ⁂

各章作者

第1章、第4章、第9章
艾倫‧漢狄瑟斯 （Allan Handysides）
基督復臨安息日會全球總會健康部部長

第2章、第3章、第12章
凱瑟琳‧肯特羅夫 （Kathleen Luntaraf）
基督復臨安息日會全球總會健康部預防醫學科副主任

第5章、第6章、第11章
弗萊得‧哈汀 （Fred Hardinge）
基督復臨安息日會全球總會健康部營養科副主任

第7章、第8章、第10章
彼得‧蘭德里斯 （Peter Landless）
基督復臨安息日會全球總會健康部副部長
國際酗酒與藥癮防業委員會執行長

研究員

史托・波克特（Stoy Proctor）

基督復臨安息日會全球總會健康部營養暨戒菸科副主任

生活／資訊應用作者

羅莎萊・蘭德里斯（Rosalind Landless）

基督復臨安息日會全球總會國際人事資源與服務部資料庫
網路專員

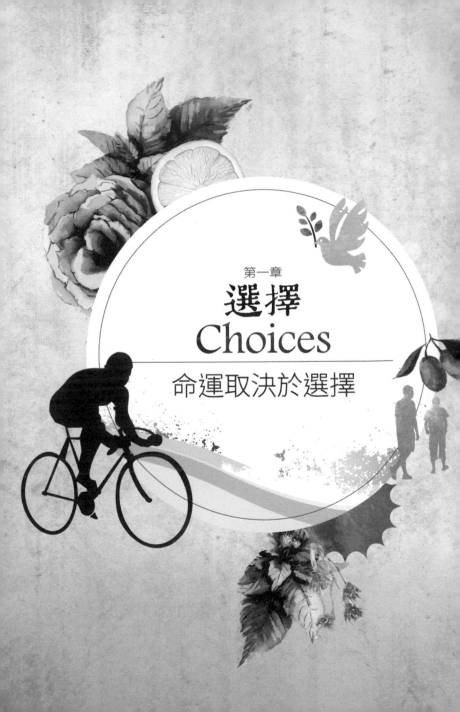

第一章

選擇
Choices

命運取決於選擇

　　大約一百年前，兩位分別來自不同探險隊的隊長設立了一個相同的目標：他們都想成為史上第一個率領探險隊抵達南極的人。目標一經確認，接下來留給他們的便是無數需要做出的選擇：該穿什麼衣服，路上吃哪些食物，但最重要的是，採用何種交通工具。

　　挪威探險家羅爾德‧阿蒙森（Roald Amundsen），觀察當地因紐特人（Inuit）的生活法則後，找到了最佳裝備和保暖衣物。他選擇雪橇狗做為主要運輸工具，並選擇在大型登山隊伍出發之前，讓雪橇狗載上補給物資和食品，沿著預定規劃好的路線分批出發，目的是分段集結，減輕雪橇的負擔。他慎重地考慮了所有細節，並根據自己多方的觀察制訂了詳盡的行動方案。

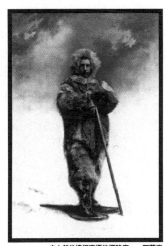

史上首位遠征南極的探險家——阿蒙森

　　而英國海軍軍官羅伯特‧法肯‧斯科特（Robert Falcon Scott）卻選擇用馬匹加上「現代化」的自動雪橇作為交通工

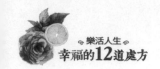

具。斯科特是個勇敢而大膽的人，但他顯然沒有像阿蒙森那樣，對當地因紐特人的生存之道給予足夠的重視。他的自動雪橇出發之後不久便停止運作了，他的馬也耐不住極端嚴寒的氣候。當他和隊員們到達了南極的橫貫山脈時，由於天氣過於惡劣，隨行的馬匹狀況十分淒慘，不得已只好將其殺死。後來斯科特終於到了南極，卻發現阿蒙森比他早到了一步。

這次探險的結果是什麼呢？對於一方來說是勝利和歡呼，但對另一方來說，卻是災難和死亡。斯科特遠征隊日誌所披露的記載，是一段在途中不斷經歷挨餓、受凍、及死亡的悲慘故事。

阿蒙森和斯科特最初做出的決定和忽視，反映出他們各自不同的選擇。有些選擇決定時非常審慎認真，目的性強，但有些抉擇卻受到了自身情感、個性、當時文化或者一念之間的影響。斯科特和他的隊友雖然英勇無畏，但他們卻因不同的選擇和決定而受盡折磨。他們的決定或許是出於不夠周全的考量，但其結果卻是致命的。❶

選擇——命運的搖籃

選擇常常會決定我們的命運。廣義來說，我們的健康
也是由我們的選擇決定的，比如說我們如何生活、面臨什
麼樣的風險，以及我們在生活各方面如何取得平衡等等。
我們每個人先天的健康程度不同，這是由父母基因決定
的。但是我們如何善用自己在健康方面的恩賜，卻影響著
我們在先天遺傳能力上的表現。

手工製作的亞洲地毯色彩繽紛繁複、令人目不暇給，
這往往意味著成百上千，甚至數百萬人的選擇。這一類的
地毯，每平方英寸都有八百個手工織成的結，也就是說，
工人需要選擇一根彩線來回反覆八百次創作一個圖案。這
幅地毯的成果就是由每一個小結所織就出來的。

同樣，我們的生活也是由許多微小的選擇交織而成。
我們每天都要做出無數看似無足輕重的選擇，而這些選擇
綜合起來，便會決定我們人生的整體架構。

意願是關鍵

決定過程中的意願，會為我們的人生帶來方向和秩

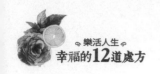

序。成功人士往往會為自己設定目標。擁有卓越成就的成功人士通常會做出有憑有據的決定，然後慎重地朝著這些目標努力。

　　不幸的是，人們往往在青少年時期出於無知、叛逆或頑固，而做出一些影響終身的決定。同樣，父母如果無法以身作則，也會影響孩子的一生。目前西方世界兒童肥胖問題普遍，這也反映出父母對於子女的放縱程度，容許孩童沉溺於電子娛樂，忽略了身體的運動。速食和便利商店食物代替了原味、自然、沒有加工精煉的食品。高鹽、高脂、高卡路里的速食讓父母和孩子獲得了即刻的滿足，然而此類選擇的惡果卻將持續一生。人體內的脂肪細胞一旦形成，便會存在數年，不斷等待著多餘的熱量變成脂肪儲存在細胞裡面。體重超重的兒童成年後繼續肥胖的可能性極大。超重嬰兒一出生便從父母那裡繼承了一份遺傳，他們的體重說明他們的父母不能、或不願控制卡路里的攝取。自覺的意願對於做出此類選擇是至關重要的。

選擇和自由

選擇和自由是密不可分的。許多勒戒所或機構大多是透過剝奪或限制人的自由來達成其矯正的目的。世界上絕大多數國家允許給人的最大自由，也是要以不影響他人利益為底線的，因為選擇的自由絕不意味著可以傷害別人，還能逃避結果。

我們具有選擇的「自由意志」，倘若我們沒有被先前的選擇所奴役、囚禁或約制。當然，做出選擇向來不是件容易的事，即便是對未抉擇之事逃避、躲藏，亦是做出了選擇，同樣也會帶來後果。這些選擇包含生活的各種層面，從健康到生活方式的許多課題，以及誠實、靈性、和人際關係。

明智選擇的基礎

人們容易就個人偏見，而非科學證據和高品質研究做出選擇。我們需要知道，不同的研究有不同的品質、穩定性、數量、價值和普遍性。這種認知能夠減輕我們的懷疑，幫助我們衡量證據，繼而最終影響我們的選擇。

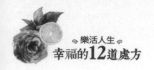

2010年，美國農業部、健康部和公共事業部膳食指南諮詢委員會提出一項論點，其結論根據多項臨床實驗得出的結果而成。他們認為各種研究中的品質、穩定性、數量和適應性具有很高的價值。基於此類資料所做出的選擇和行為被稱為「實證本位」，亦稱「證據本位」。

恪遵前人的文化傳統而生活的原則往往會持續數百年，而當初沿襲某類行為和觀念的原因早已迷失在歷史長河之中。許多行為其實根本沒有事實根據。比如說，把牛糞抹在新生兒的肚臍上，這樣的行為我們就很容易推翻其合理性，但像是認為婦女產後一個月內不能洗澡的這種習俗，要否定起來就稍微困難一些。

十九世紀上半葉，「健康改革者」在實證極其貧乏的情況下仍發展出許多健康法則。慶幸的是，如今我們已有充分的證據來引導我們做出選擇。平衡和節制的原則，再加上避免使用有害物質，都能給那些節制而又有見識之人的健康帶來極大的益處。

在生活方式和健康方面的議題上，早期十分著名的經典研究之一發表於1972年。來自加州伯克利市美國公共健

康部的尼德拉・貝洛克（Nedra Belloc）博士和萊斯特・布雷斯

洛（Lester Breslow）博士，就是最早提出生活方式和習慣能夠

有效促進健康長壽之證據的學者之一。他們在加州阿拉米

達郡選擇了6,928位成年人作為研究對象，他們在這群人中

發現，某些生活習慣確實能影響人的壽命：❷

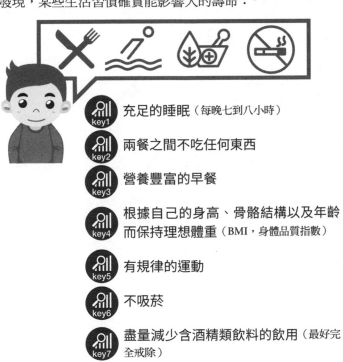

充足的睡眠（每晚七到八小時）

兩餐之間不吃任何東西

營養豐富的早餐

根據自己的身高、骨骼結構以及年齡
而保持理想體重（BMI，身體品質指數）

有規律的運動

不吸菸

盡量減少含酒精類飲料的飲用（最好完
全戒除）

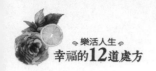

他們在長達九年的持續研究中發現，越是在日常生活中遵循這七項原則，人們長壽的機率越大。在遵循全部七項原則的人之中，只有5.5%的男性和5.3%的女性在九年研究期結束之前去世。而在那些只遵循七原則中三項的人群中，則有20%的男性和12.3%的女性於研究期結束前去世。❸

遵循全部七項原則
死亡率較低

5.5% 的男性　　　　**5.3**% 的女性

只遵循七項原則中的三項
死亡率較高

20% 的男性　　　　**12.3**% 的女性

保持客觀

即便人具有清楚的意願，自由的意志和明確的資訊，做選擇和決定也不見得就是件容易的事，尤其是當人想要保持客觀的時候。因此要記住以下幾點：

◇瞭解實際情形，並以常識為天平對其進行衡量。

◇如果可能，不要在高度緊張的情況下做出選擇，此時人很難清晰地思考。

◇謹防情緒狀態可能扭曲決策。憤怒、抑鬱和興高采烈都有可能影響人的決定。

◇不要預設立場。糖入口甜蜜並不代表對健康有益。同樣，嘗來不美味的東西也不一定就能促進你的健康。

◇不要一廂情願。不要因為你希望腫瘤自動消失就對它視而不見。不要以為自己走一英里路就能消耗掉一個奶油椰子派的熱量。

◇要謹慎自己諮詢及獲得健康資訊的途徑。現在的騙術及包裝手段無所不有。

◇相信智慧；選擇聰明，避免輕率；選擇美善，避免惡毒。還要謹慎，免得走進死胡同。

◇選擇自己有能力做的事情，而非自己想做的事情。畢竟我們的願望很多，其中有些是超出我們能力範圍之外的。

從上帝而來的禮物

復臨信徒視健康為我們的創造主所賜下的禮物。適當的「預防性保養」能夠有效降低風險，並能讓人獲得更幸

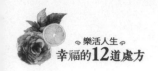

福、健康、長久的生命。但畢竟誰也不能長生不老，即便是最好的保養措施也無法保證人能絕對免除疾病。

近來的科學研究顯示，靈性對於人的精神健康意義重大。焦慮症是當前最普遍的情緒障礙，而屬靈活動，比如閱讀《聖經》並默想基督的生平，能給人心帶來很大的平安。平安是人精神健康的重要成分之一。

對於一些人來說，生活的品質要遠遠大於壽命的長短。一些患有慢性疾病的人生活幸福並滿足，那是因為他們有意選擇要善用自己的條件和環境。同樣，許多身體特別健康的人，卻放縱自己隨從消極的思維，反而破壞了心靈的寧靜。人們自行選擇自己的「態度」，這會影響他們如何看待成功或災難，以及許多進退兩難的情況。

當然，在眾多選擇之中，其中一項是選擇我們相信什麼。科學並不能為生活的所有難題解套，因此人們或多或少都會依從、倚靠某種信念而活。許多人稱這樣的信念為「信仰」。許多人，包括身為本章作者的我在內，我們選擇相信上帝是我們的創造主和天父，雖然我們沒有親眼見過祂，也無法接觸祂。然而，選擇相信上帝之後，就會有

無數顯著的證據匯聚起來支持這一信仰。這信仰的核心乃是一項選擇，且是人所面臨最重要的抉擇。因為唯有我們選擇與主親密同行，才能真正獲得最理想的全人健康，並在今生和永恆的歲月中體會美好生活的快樂。

生活應用問題

 無論是在有意識或無意識的狀態下，我經常做出哪些毫無根據的選擇？這些選擇如何影響我對時間的使用呢？它們會如何影響我的健康，我與家人、同事和上帝的關係呢？我做出這些選擇的理由是什麼呢？這些選擇是如何受到我周遭的文化以及個人情緒的影響呢？我做選擇是否只是為了希望取悅自己，還是出於粗心大意呢？我是否將自己在網際網路上看到的片斷資訊或所有消息都當作自己選擇的根據呢？僅僅一段奇聞軼事能否讓我做出正確的選擇呢？

 別人所做的哪些消極選擇影響過我的人生軌跡？我又是如何應對這些情形呢？我喜歡擁有何種自由，能讓我選擇改變自己目前的方向呢？我如何在不太理想的環境中選擇改善自己的態度呢？

 在前述七項能促進長壽的生活原則當中，我平時遵循

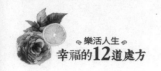

的有哪些呢？我是否獲得了足夠的睡眠呢？我是否堅持規律的運動呢？我是否做到不吸菸不喝酒，每天吃豐盛的早餐呢？我是否能做到兩餐之間不吃任何東西呢？我的身體品質指數（BMI）是否在可控範圍之內呢？我願意選擇這七項中的哪幾項，作為我今天生活方式改變的起點呢？除了這七項生活習慣，我是否還能在其他方面有所改進呢？

小組討論

克里斯工作了一整天後去參加一場應酬聚餐。在餐會結束之前，他被人指控做了某件他並沒有做的事。後來他把這件事告訴了朋友，之後他喝了幾杯感覺心情放鬆後，便決定辭去工作，搬到另外一座城市，並且在那裡尋找工作。是什麼促使他倉促間就做出了決定？他忘記做什麼事？對於這樣的情況，他原本應該怎麼處理？

回想一下自己最近所做出最差的選擇，思考一下自己當時所面臨的壓力，我們是否感覺到緊張、憤怒或者抑鬱呢？我們的決定是否是在深夜、飽餐之後、或者一天長時間工作之後做出的呢？我們如何提醒自己避免在較情緒化的情況之下做選擇？我們是否記得尋求

屬天的引導？我們在一天中的哪一段時間最適合做決定？在什麼情況下，我們所做出的明智、但較小的選擇，會對之後做的重大決定產生助益？當我們需要做出重大選擇時，什麼事情能對我們有所幫助呢？

創造主慷慨地將選擇權賜給我，我該如何就自己與祂之間的關係做出選擇呢？我在自己的選擇中，該如何讓自己更加清楚地意識到祂的慈愛和祂所關心的事呢？我是否需要花更多時間，從祂的話和自然界中認識祂呢？我是否需要在禱告中更親密地與祂交談呢？我該如何更加落實自己的信仰呢？

參考資料

❶ Roland Huntford, The Last Place on Earth—Scott and Amundsen's Race to the South Pole（New York: Random House, Inc., 1999）.

❷ N.B. Belloc, L. Breslow, "Relationship of physical health status and health practices," Preventive Medicine, August 1972, 1（3）:409-421.

❸ Ibid.

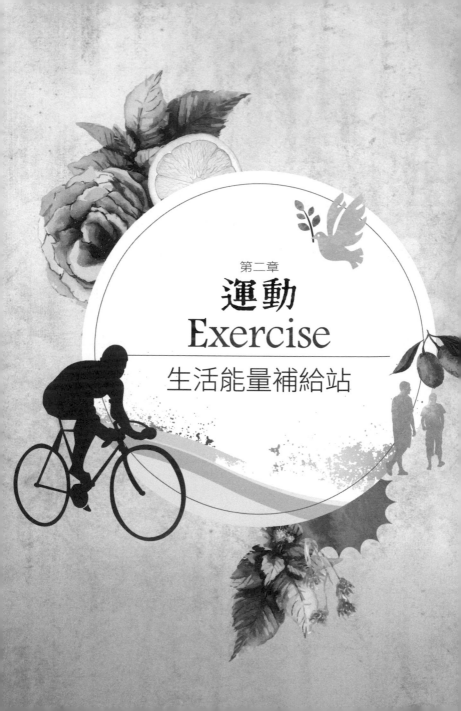

第二章

運動
Exercise

生活能量補給站

　　葛蕾絲今年已經高齡91歲了，但她仍然非常喜歡打網球、舉重和散步。然而在51年前，也就是葛蕾絲40歲的時候，她的健康狀況卻一度跌到了谷底。她的脊椎在一次滑雪事故中受傷，隨著時間流逝，她背部的疼痛越發劇烈。葛蕾絲的醫生坦言，他對她的病情無能為力，因為她的年紀「太大了」。後來，葛蕾絲被診斷患了肺氣腫，呼吸非常困難。她很容易疲倦，曾一度害怕自己連樓梯也爬不了，醫生說她再也沒有康復的希望了。

　　然而葛蕾絲對身體的康復有著堅強的意志力，並決定嘗試當地一家醫療中心給她提供的運動計畫。在六個星期的時間裡，她每週運動3次，每次2到3個小時不等。她練習舉重，在跑步機上快走，騎飛輪，並進行有氧訓練。儘管她忍受著疼痛，也不想進行這些運動。但她並沒有放棄。最終，她的呼吸得以改善，背部的疼痛也消失了。葛蕾絲能夠走上一段距離的路程，並且還有充沛的體力！葛蕾絲的醫生告訴她，他從未見過到了這個年齡層的人，還能有如此大的改變。葛蕾絲將自己健康的改善歸功於運動。❶

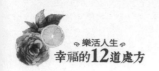
運動的益處

運動是一種以促進身體健康為目標、有計劃、有組織、且循序漸進的身體活動。因此,雖然所有運動都屬於身體活動,但並非所有身體活動都能算是運動。

規律的運動不僅僅是一種預防措施,它還能讓人體處於最佳健康狀態。許多研究顯示,規律的身體活動能有效給人提供多方面的健康益處。由美國運動科學及公共健康等領域的十三位頂級專家所組成的「美國國民體育活動指南諮詢委員會」,在下列的圖表中簡明扼要地列出運動帶給人帶來的益處。❷

規律運動對各年齡層健康的益處

兒童與青少年

實證強度:高

· 促進心肺與肌肉健康
· 促進骨骼健康
· 促進心血管和代謝健康
· 調整脂肪組織的比例

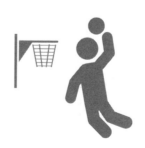

實證強度：中

· 減少抑鬱症的症狀

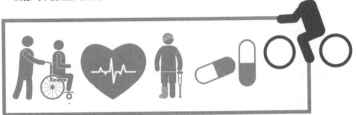

成人與年長者

實證強度：高

· 降低早亡風險

· 降低患冠心病的風險

· 降低患中風的風險

· 降低患高血壓的風險

· 降低不良血脂

· 降低患乙型糖尿病的風險

· 降低患代謝綜合症的風險

· 降低患結腸癌的風險

· 降低患乳腺癌的風險

· 預防體重增加

· 減少體重，尤其是結合低卡路里的飲食效果更好

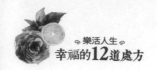
· 促進心肺與肌肉健康

· 預防跌倒

· 減少罹患抑鬱症

· 改善認知功能（對於年長之人）

實證強度：中至高

· 改善身體各功能（對於年長之人）

· 降低腹部肥胖

實證強度：中

· 降低髖骨骨折的風險

· 降低肺癌的風險

· 降低患子宮內膜癌的風險

· 降低體重之後的維持

· 增強骨骼密度

· 促進睡眠品質

　　研究表明，每週積極運動約七個小時的人，其早亡率要比那些每週運動不足30分鐘的人低40%。即便是每週至少進行兩個半小時中等強度有氧運動的人，其早亡率也會有實質性地降低。

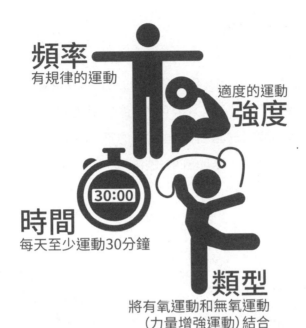

頻率
有規律的運動

適度的運動
強度

時間
每天至少運動30分鐘

類型
將有氧運動和無氧運動
(力量增強運動)結合

心血管疾病

心臟病和中風是全球致死率最高的兩種疾病。研究顯示，一個人每週進行兩個半小時中等強度的身體活動或者等量運動，心腦血管疾病的患病率就會大幅降低。大量證據表明，人如果加大活動量，每天都能進行一個小時的身體活動，那麼，心腦血管疾病的患病率還能降得更低。

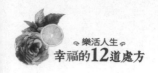

肌肉與骨骼的健康

　　隨著年齡的增長，人的骨骼密度會逐漸降低，但如果保持規律的運動，從一開始的每週一個半小時，循序漸進地增加到每週五小時，那麼骨骼密度的衰減速度將大幅減緩。有關身體活動能預防髖骨骨折的研究顯示，每週進行至少二到五小時中等強度的身體活動，能夠有效降低骨折的風險。

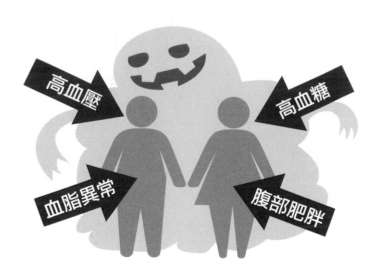

新陳代謝的健康

患有代謝綜合症的人主要有以下幾個特徵：高血壓、大腰圍（腹部肥胖）、血脂異常（高密度脂蛋白膽固醇過低，三酸甘油脂升高），以及葡萄糖耐量降低。研究顯示，患有代謝綜合症的人應當採取持續且規律的運動，節制飲食，並適當使用藥物。❸其他研究表明，那些每週至少進行兩到兩個半小時中等強度身體活動的人，他們患乙型糖尿病的機率，比那些沒有活動的人更低。

肥胖和能量平衡

當人體透過食物和飲料攝取的熱量超過身體的消耗量時，就會出現超重和肥胖。研究指出，超重的人若透過每週2.5到5小時、每小時6至7公里的健走運動，在一年時間內體重是有望達到正常水準的。類似健走這類的運動，對於一個人是否能保持健康體重、減掉多餘脂肪、或者保持理想身材，都是關鍵因素。

對於幾乎所有人來說，身體運動的益處絕對遠大於他們在此過程中可能遭遇的風險和不良作用。患有慢性疾

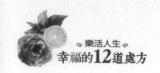
病的成年人應當諮詢他們的健康顧問，看看他們適合從事哪些類型和程度的運動。只要這一活動在他們的能力範圍內，它就是安全的。換句話說，如果你想在這世上多享受一天的陽光和空氣，那就規律的運動吧！

三種運動

運動通常分為三種類型[4]，各對身體有著不同的影響：

１柔軟度運動：比如說伸展運動，它能增強肌肉和關節的活動範圍。[5]

２有氧運動：比如說騎自行車、游泳、散步、跳繩、划船、跑步、遠足、或者打網球，這些運動的關鍵在於增強心血管的耐力[6]；當然，承重有氧運動，比如說散步，爬山和慢跑，能夠增強骨骼密度。

３抗阻運動：比如重量訓練，可以增強肌肉強度[7]，減輕或預防與更年期有關的骨質疏鬆。[8]

柔軟度運動　　　有氧運動　　　抗阻運動

運動的四個層次

2008年，《美國國民體育活動指南》（PAGA）諮詢委員會的報告，將成年人每週參與的有氧運動依強度分成了四種，茲詳列如下：

❶無強度──除了底限（日常基本活動）之外無其他運動。

❷低強度──從事某些運動，每週運動時間能達到150分鐘。

❸中等強度──每週運動時間達到150～300分鐘。

❹高強度──每週運動時間超過300分鐘。

這些劃分對於每週應進行多少運動最有益於健康的方式，提供了一個大概的衡量標準。低強度運動只能提供一點益處，中等強度運動能有較多的益處，高強度運動則最能達到強身健體之效。如果一個人從前沒有規律的運動，那麼在他使用這個指南之前，一定要諮詢自己的醫生。

身體活動指南

根據2008年《美國國民體育活動指南》建議，一個人每週應要進行二至三個小時的各種運動。此項原則在世界各地

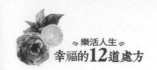
都是適用的。有氧運動的類型和強度則如下方圖表所示：

中等強度

· 健走（每小時4.8公里或者更快，但是不要競走）

· 水中有氧運動

· 騎自行車（每小時不要多於16公里）

· 網球（雙打）

· 一般園藝活動

高強度運動

· 競走，慢跑，跑步

· 游泳

· 網球（單打）

· 騎自行車（每小時16公里，或者更快）

· 跳繩

· 高強度園藝活動（連續挖土或鋤地，心率加快）

· 爬山（上山），或者背重的背包步行

　　我們如何得知自己所進行的運動強度呢？一般來說，當一個人從事中等強度的有氧運動時，他還能很從容地和旁人說話。但是當他從事高強度運動的時候，他說不上幾句話，就得停下來喘口氣。

　　雖然還未證明伸展運動、暖身運動以及緩和運動的健康益處，但在體育活動中卻常常用到它們。

安全有效

　　雖然運動對於健康益處多多，但運動傷害和其他導致反效果的事件也可能隨時發生。最常見的傷害發生在肌肉骨骼系統（骨骼、關節、肌肉、韌帶和肌腱）。除此之外還有其他問題，比如說運動過程中可能發生身體過熱和脫水。但好消息是，已有充分的科學證據表明，適當的運動幾乎對

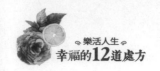

於所有人來說，都是安全的，運動的益處遠遠大於其可能
帶來的風險。

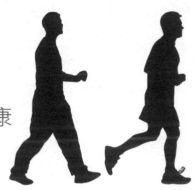

健走
比跑步或慢跑
更有益於身體健康

最佳的運動方式

　　《美國國民體育活動指南》鼓勵一個人每週至少進行
2個半小時的中等強度運動，比如說健走。有氧運動領域的
專家肯尼斯・庫珀（Kenneth Cooper）博士認為健走比跑步或
慢跑更有益於身體健康。許多人都喜歡散步，因為它幾乎
可以隨時隨地進行。散步這種運動形式既有趣，又便捷，
既廉價，又可以與朋友一起進行。它不需要特別的設備，
你只需要一身舒適的衣服和一雙合腳的運動鞋就夠了。健
走是所有運動形式中發生傷害機率最小的一種，並且它能

讓全身幾乎所有的肌肉和系統都運動起來。它能促進腦內啡（安多芬）的釋放，它能夠振奮人的情緒，並改進人對生活的觀感。

150多年前，著名作家懷愛倫女士便已點明其好處：「散步是所有運動中最好的方式，因為它能讓全身肌肉活動起來。」❾

適宜的運動服裝

在運動過程中，人應當穿著輕質材料、款式設計符合人體工學，並適合當地氣候環境的服裝。如果運動在城市進行，那麼要選擇那些顏色明亮、塗有反射層的服裝。

運動會產生熱量，因此人在運動的時候最好穿著分層的服裝，以便在流汗時可以脫下。如果天氣非常寒冷，可以考慮戴上口罩和圍巾，減緩寒冷的空氣進入肺部。人可以用帽子或頭巾保護耳朵，因為耳朵比較容易凍傷。

佩帶護具是極其重要的，比如說頭盔、護腕、護膝，尤其是在從事那些容易造成傷害的運動之前，包括騎自行車、溜滑板、及直排輪。

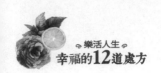
適當的運動鞋

人的雙腳支撐著全身的重量，因此選擇運動鞋一定要合腳、舒適、能夠支撐全身。運動鞋要選擇那些能夠吸收衝擊力、提供足弓支撐、腳跟鞋墊牢固舒適、透氣良好的類型，同時鞋帶必須合適，能夠讓鞋恰當的穿著在腳上，既不太緊，也不過鬆。

操練信心

正如規律的有氧運動能夠幫助我們生活得更好一樣，信心的操練也是如此。我們可以信賴上帝，祂必以健康的良方帶領我們的生活。

「疲乏的，祂賜能力；軟弱的，祂加力量。就是少年人也要疲乏困倦，強壯的也必全然跌倒；但那等候耶和華的，必從新得力。他們必如鷹展翅上騰，他們奔跑卻不困倦，行走卻不疲乏。」（以賽亞書40：29－31）

生活應用問題

規律運動最顯著的益處是什麼？我如何透過增強認知

功能並降低自己罹患癌症、心腦血管疾病和糖尿病的風險，來讓自己更加長壽呢？運動如何幫助我們提高生活品質、減輕壓力、活動自如並保持理想體重？當我回顧自己家族的歷史，我是否能看到某些運動的益處，來幫助我預防家族歷史中有害的遺傳發生在自己身上呢？我是否願意下定決心去運動，把這些目標作為激勵自己的因素呢？

我現在每週做多少運動？我的運動屬於什麼強度？我是否需要延長每天的運動時間？是否需要提高自己的運動強度？我在運動的同時還能做些什麼來善用時間，比如說我在散步的同時還能做些什麼？我是否可以利用運動的時間促進個人成長，很可能這種成長是屬靈層面的，比如說一邊走一邊聽《聖經》播放器，或者靈修書籍的MP3呢？和朋友一起運動的好處有哪些？如果朋友相隔遙遠，我是否能一邊從事中等強度的有氧運動，一邊打電話和對方聊天呢？

我如何能更加積極地從事有規律的運動呢？什麼類型的運動能夠分別使身體更加柔韌靈活、增強心腦血管功能並促進骨骼健康呢？我今天應該先從哪種類型的運動開始呢？從什麼時候開始我能再增加其他類型的運動呢？

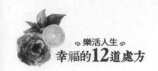

小組討論

瑪格莉特的鄰家孩子們體重都超標,她擔心他們有患糖尿病的風險。她想在耶誕節送給他們一份禮物。你們覺得瑪格莉特送什麼禮物能夠讓這些孩子對運動提起興趣呢?

我們的伴侶是否需要鼓勵,使其願意去運動呢?我們是否能花時間一起散步,好使我們的婚姻生活有更多的共處時間呢?

運動應當選擇什麼樣的服裝和鞋子呢?若在夜間、冬天、熙熙攘攘的城市中進行運動,應當採取哪些措施來保護自己的安全呢?

要每天都持續運動有時似乎是件難事。我們如何獲得精神上的力量,將運動當做生活中的首要之事呢?

參考資料

❶ "An Exercise Story"；http://nihseniorhealth.gov/stories/ca_grace.html. Accessed online April 4, 2012.

❷ U.S. Department of Health and Human Services（2008）, 2008 Physical Activity Guidelines for Americans, pp. 9-12. For online version go to www.Health.gov/paguidelines.

❸ "Effect of Physical Activity and Diet on the Treatment of Metabolic Syndrome"；http://www.bioportfolio.com/resources/trial/75943/Effect-Of-Physical-Activity-And-Diet-On-The-Treatment-Of-Metabolic-Syndrome.html. Accessed April 20, 2012.

❹ "Your Guide to Physical Activity"；http://www.nhlbi.nih.gov/health/public/heart/obesity/phy_active.pdf. Accessed online April 4, 2012.

❺ D. O' Conner, M. Crowe, W. Spinks（2005）, "Effects of static stretching on leg capacity during cycling," Turin, 46（1）, pp. 52-56. Retrieved October 5, 2006, from ProQuest database.

❻ J. Wilmore, H. Knuttgen（2003）, "Aerobic Exercise and Endurance Improving Fitness for Health Benefits," The Physician and Sportsmedicine, 31（5）. 45. Retrieved October 5, 2006, from ProQuest Database.

❼ N. de Vos, N. Singh, D. Ross, T. Stavrinos, et al.（2005）, "Optimal Load for Increasing Muscle Power During Explosive Resistance Training in Older Adults," The Journals of Gerontology, 60A（5）, pp, 638-647. Retrieved October 5, 2006, from ProQuest Database.

❽ WebMD（Nov. 10, 2010）, "Resistance（Strength）Training Exercise"；www.webmd.com/a-to-z-guides/resistance-strength-training- exercise-topic-overview. Accessed online April 4, 2012.

❾ Ellen G. White, The Health Reformer, July 1, 1872.

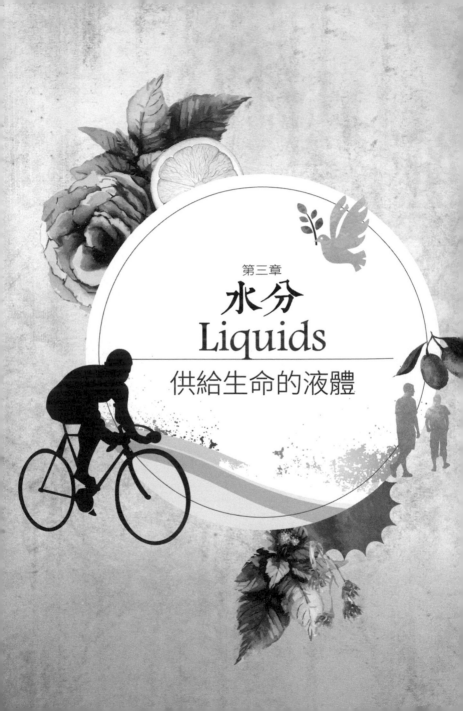

第三章

水分
Liquids

供給生命的液體

　　李敏是一位退休的婦女，她喜歡享受愜意的園藝時光。即便那年夏天，不尋常的熱浪侵襲她居住的地區，也阻止不了她外出照顧花草植物。戶外的氣溫已經飆到了華氏100度（攝氏37.7度），空氣濕度也上升到90%。就在這破紀錄高溫持續的第三天，李敏打電話給她的女兒小金，她突然在電話中開始胡言亂語。小金立刻感到情形不對，馬上趕往母親的住所，結果發現她躺在廚房的地板上，不省人事。很顯然，李敏家的電扇不足以擊退炎熱的天氣和居高不下的空氣濕度，她中暑了。中暑已危及她的生命，故小金立刻施以急救。❶

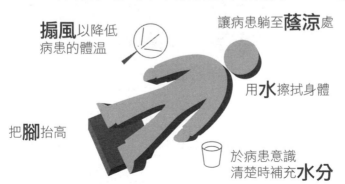

熱衰竭與中暑的基本照護

搧風以降低病患的體溫

讓病患躺至**蔭涼**處

用**水**擦拭身體

把**腳**抬高

於病患意識清楚時補充**水分**

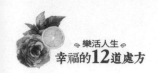
人可以透過補充足夠的水分，主要是白開水或蔬果汁，來降低罹患熱病——如中暑的風險。水是除了空氣之外，人生存的最重要元素。從比例上來說，水約占一個新生兒體重75%，而占成年人全身重量的70%。一個體重為198磅（約為90公斤）的人，全身共有138磅（62.5公斤）的水。

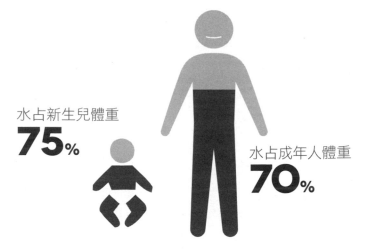

水占新生兒體重
75%

水占成年人體重
70%

大腦灰質中含水約85%，血液為83%，肌肉為75%，即便是堅硬的骨骼也含有20%到25%的水。❷幾乎人體的每一細胞和組織都含水，並且都浸泡在體液中，也需要水使其發揮功能。

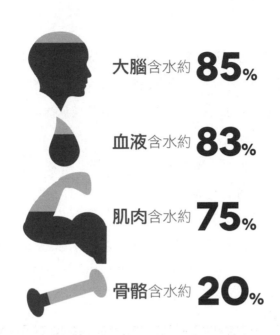

大腦含水約 **85**%

血液含水約 **83**%

肌肉含水約 **75**%

骨骼含水約 **20**%

　　水是生命的液體，是人體新陳代謝進行的媒介。水是：

◇體內的運輸系統

◇人體活動的潤滑劑

◇消化的促進劑

◇腎臟排出廢物的主要載體

◇體溫調節器

◇周身血液運行的主要成分

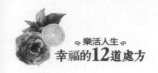
我們人體每天需要的水分約有2/3是我們直接喝下的各種飲料，另外約1/3來自各種食物，還有極少量的水分來自食物的生理代謝過程。水果和蔬菜比其他食物含有更多的水分。其中包括：

杏桃、西瓜、木瓜、柑橘、草莓、蘋果、葡萄、櫻桃、菠菜、甜椒、萵苣、胡蘿蔔、小黃瓜、節瓜、青花菜、芹菜以及番茄。

按理想狀態來說，人體每天都在水分的流失和補充之間保持平衡。人體每天流失的水分取決於天氣狀況和身體活動，如下表中所示。

在正常溫度下，人體每日平均流失的水分如下：（以毫升計）		
	低強度體力活動	長時間重體力活動
從皮膚流失水分（不可見）	350	350
從肺部流失水分（不可見）	350	650
出汗	100	5000
排泄物	100	100
尿液	1400	500
水分流失總量	2300	6600

〔表格說明：人體在正常溫度環境、低強度的體力活動之下，與長時間、高強度的活動相比，汗液的排出速度竟然有50倍的差別！在正常溫度、低強度體力活動情況下，人體平均每天流失水分共2,300毫升，但在高強度、長時間體力活動情況下，人體平均每天流失的水分可高達6,600毫升。❸〕

若水分攝取不足，身體會如何反應？

當我們身體補充的水分不足時，它們便會透過減少汗液和尿液的排出來避免脫水。如果這種代謝機制仍然不足，並且身體持續缺水，那麼身體就會脫水。脫水會導致人體降溫機制受損，同時導致體溫上升，以及體內廢棄物無法有效排出。在這種情況下，血液會變得黏稠，使流動受阻，也增加血凝的風險。

身體缺水還會導致便秘，這種情況或令瀉藥公司最高興不過了。❹當然！適度的運動和纖維素的攝取也能有效防止便祕。

脫水會導致人產生暈眩和頭痛。如果這種情況持續，

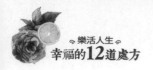

便會出現嚴重的運動性脫水，在此情況下，必須及時補充水分。身體攝取水分不足還會增加罹患腎結石和膽結石的風險。❺

1995年《美國醫學協會期刊》呼籲民眾關注老年人因攝取水分不足而導致身體受到的危害。❻據估計，老年人如果補充足夠的水分，不但能讓許多人避免住院治療，還能節省千百萬美元的治療費用。這項結論不僅適用於老年人，全球不同年齡層的人皆是如此。

人體需要多少水？

為了幫助人體在長時間體力活動或炎熱天氣下，仍能繼續保持足夠水分，2005年版的《美國膳食指南》建議，人們應在活動過程中持續補充水分，並在運動結束後補充幾杯白開水或其他飲料。❼

健康的人可以透過觀察自己尿液的顏色來衡量補充的水分是否足夠。如果水分攝取充足，那麼人的尿液應當是透明的。（當然，人如果服用了某些藥物，尿液可能變成亮黃色，這些藥物包括維生素和抗肺結核藥劑。）

人應當從早上起床後便開始喝水，因為身體經過一夜不知不覺中（不可見）的水分損失或夜間出汗，相對來說已經處於脫水狀態了。在接下來的一天時間裡，應該規律地、間歇性地補充水分。

請確認自己所喝的水、其水質的純淨。清潔純淨的水是我們所能攝取最健康、且最有益身體的飲料，因為它不含電解質，也不含如咖啡因之類的利尿物質。至於酒精飲料，除了它們眾所周知的害處外，也是一種利尿物質。大多數汽泡飲料中都含糖，容易造成肥胖、糖尿病和蛀牙。

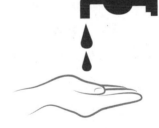

水是一種清潔劑

水的另一項重要作用便是清潔。經常沐浴能夠洗掉身體表面的灰塵和其他有害物質，降低皮膚感染的風險。

經常洗手可以有效降低人與人之間許多傳染性病原體的傳播。如果人能在飯前便後（包括其他手部的活動）用肥皂和水徹底洗手，那麼就能杜絕相當大比例的傳染病。

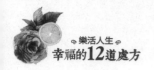

水療法

水療法就是以水作為一種簡便的、在家便可實施的治療方式。**它對減緩肌肉酸痛和淤青效果最佳。**處理肌肉酸痛時，用濕熱毛巾和濕冷毛巾輪流敷在患處（最後要以冷毛巾結束），以促進患處的血液循環。如果皮膚的青腫和擦傷才發生不久，那麼最好用毛巾冷敷。當皮膚上有潰爛和較大傷口時，應當謹慎使用水療法。如果人體血液循環受阻，或者病人因神經損傷而無法感知熱度時，熱敷容易導致嚴重的傷害，這一點要特別注意。尤其是那些患有糖尿病以及因外傷或手術造成神經損傷的人更要注意。

水療法有許多種，比如冷水擦浴、熱水泡腳、熱敷、冷敷（或冰敷）。可惜的是，懂得這些療法在緩解疼痛方面的成效之人太少了。

有一則案例是說到一個人因為羽毛球比賽手肘受了傷。他不願聽取別人建議他用冰敷治療肘部血腫的意見。結果第二天，肘部傷處腫得很厲害，他不得已跑去看醫生。醫生建議他回家去作冰敷，並且收取了他100美元的診療費。

「用在身體的外部，水也是一種最簡便、最能有效促進血液循環的方式。⋯⋯但是有很多人，還沒有從經驗中學會使用水療法的益處⋯⋯用水減緩疼痛抵抗疾病的方法很多，至少簡易的家庭水療法，是人人都應該明白的。」❽

保護地球水資源

水是一種寶貴的、不可少的資源。因此保護水資源的意義重大。

❶避免水的浪費。如果可行，一定要在家中安裝省水型馬桶和淋浴設備。刷牙時關掉水龍頭，不要讓水白白流走。修理或更換漏水的水龍頭，小小的漏水累積起來便是巨大的浪費。另外，在日常生活中可以仔細觀察，看看還有沒有可以節約用水的地方。

❷避免水的污染。人類排泄物、工業廢料和化學產品都能造成水污染。大型農場中飼養的動物會消耗體積龐大的水，動物排泄物也可能污染地表水源以及附近的河流湖泊。改吃素食可以幫助節水，因為生產素食所需的水要遠比生產肉食少的多。

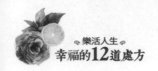

生命之水

人若離開了水便無法生存。人體的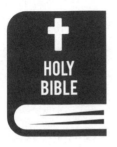所有功能運行都需要水的參與。水能清潔、能更新、還能有效地幫助人體的復原。同樣，在我們的靈性生活中，缺了生命之水，我們也無法永遠活著。

「生命之水」這個詞是什麼意思呢？兩千年前，耶穌遇到了一個來井旁打水的撒瑪利亞婦人。耶穌向她求水喝，並且在接下來的談話中，耶穌說祂能給這位婦人一種叫她喝了永遠不渴的水。耶穌對她說：「凡喝這水的，還要再渴；人若喝我所賜的水，就永遠不渴。我所賜的水要在他裡頭成為泉源，直湧到永生。」（約翰福音4：13－14）耶穌這番話暗示了一種解除人們屬靈饑渴的辦法，用以滿足人們對和平、歡樂、饒恕、脫離罪惡、並與上帝成為一體的渴望。

基督徒能夠在耶穌基督身上找到這種永遠不渴的方法。祂一生所行，無論是與當時或與今日那些在我們身邊常見的混亂、競爭、嫉妒、憤怒和不滿相較，都能樹立出

鮮明的對照。祂為我們提供的方法是，讓我們來到祂身邊，願意將自己獻為主用。祂應許只要我們這樣做，便能減輕我們的勞苦、焦慮和壓力，給我們帶來在祂裡面的安息和滿足。祂的辦法如今仍舊有效。願我們每個人都能在祂的憐憫、慈愛和接納中汲取生命之水、沐浴，並沉浸在其中。

生活應用問題

 根據我活動的程度，我的身體每天流失多少水分？我每天補充多少水分？根據我的尿液顏色，我每天是否補充了足夠的水分？我該如何做才能增加水分的攝取？我是否需要每天早晨倒滿一瓶水，好確保自己都喝完呢？根據每天各個時段制訂喝水計畫是否有用（不要忘記早上第一杯水的重要性）？

 飲用水在我每天攝取的液體中占多大比例呢？有哪些飲料會因其本身的利尿作用而增加人體脫水的機率呢？我平日是否喝了太多的含糖飲料（包括果汁），而讓我的體重問題雪上加霜呢？我是否把這些含糖飲料經常擺在家人面前，而不是在少數特定的時刻才拿出來呢？

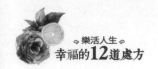

既然我的身體裡每天攝取的水分有1/3來自食物,我是否需要重新評估自己所吃的食物之中,其水分含量的多寡呢?上面提到的水果和蔬菜中,哪些含水分較多?我是否需要多吃些這樣的水果蔬菜呢?

我應該多久一次將水作為清潔身體或治療病痛的媒介呢?我是否應當適時地提醒別人多洗手,以便阻止病原體的傳播?什麼時候比較適合用水療法?我的冰箱裡是否有預備冰塊或冰袋,以便隨時輔助治療身體的淤腫和擦傷呢?

小組討論

羅倫和他的家人喜歡戶外運動。天氣炎熱潮濕的時候,他們會喝大量碳酸飲料,以確保身體有充足的水分。有時他們會抱怨自己頭痛暈眩,他們的身體出了什麼問題?我們該如何鼓勵他們既堅持運動,但同時又保證安全呢?脫水和中暑有何特徵呢?我們該如何觀察呢?

充足的水源是上帝所賜的奇妙禮物,我們是否經常想起此事並為之感謝上帝呢?我們從現在開始可以採取哪些節約用水的措施呢?哪些植物性食品在其生產過程中用水更少,並能減少對水的污染呢?

身體的乾渴提醒我們在靈性上更需要耶穌提供的「生命之水」。我們該如何接受這份恩賜，好透過自己使祂成為那些日常接觸者的生命泉源呢？

參考資料

❶U.S. Department of Health and Human Services, National Institute on Aging, "Hyperthermia"；http://www.nia.nih.gov/health/topics/hyperthermia. Accessed online April 4, 2012.

❷M.G. Hardinge, A Philosophy of Health（Loma Linda University School of Public Health, 1980）, p. 37.

❸H. C. Guyton, J. E. Hall, Textbook of Medical Physiology（Philadelphia, Penn.: W.B. Saunders Co., 2000）, p. 265.

❹WebMD "The Basics of Constipation"；http://www.webmd.com/digestive-disorders/ digestive-diseases constipation#causes. Accessed online April 4, 2012.

❺E. Braunwald, A. S. Fauci, et al., editors. Harrison's Principles of Internal Medicine（New York: McGraw Hill）2011, pp. 1616, 1617.

❻A. D. Weinberg, K. L. Minaker, "Dehydration, Evaluation and Management in Older Adults," Council on Scientific Affairs, American Medical Association, The Journal of the American Medical Association, Nov. 15, 1995; 274（19）: pp. 1552-1556.

❼United States Department of Agriculture, "Dietary Guidelines for Americans"（2005）"Adequate Nutrients Within Calorie Needs"；http://www.health.gov/ dietaryguidelines/dga2005/document/html/chapter2.htm. Accessed May 24, 2007.

❽Ellen G. White, The Ministry of Healing（Mountain View, Calif.: Pacific Press Publishing Association, 1942）, p. 237.

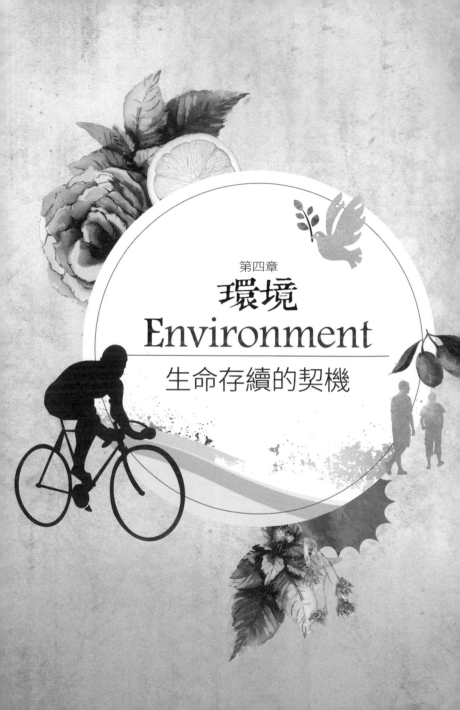

第四章

環境
Environment

生命存續的契機

　　多年以前，我和妻子珍妮特開始四處尋找一間合適的鄉下小屋，想作為我們週末時的休憩之所。在多倫多市北部的穆斯科卡區，我們發現了一些如綠寶石般的湖泊。這個地方給我們留下了深刻的印象，我們非常喜歡這些宛若熱帶地區般、色彩斑斕炫目的湖。然而當地人卻告訴我們，這些湖泊是「死湖」。由於空氣受到工業污染產生酸雨，使這些湖泊的水質完全酸化，因此這些湖泊中沒有任何動植物能存活。這些湖泊看上去縱然美麗，其中包含的劇毒卻令生命無法存活，以致這個地區成為荒涼之地。

　　生命只有在適宜的環境中才能綻放興盛。生命需要氣候、水、土壤和空氣的適當平衡。

　　我們身邊環繞的物理、化學和生物條件，比如說空氣、溫度、太陽、土壤、水以及動植物群落，這一切構成了我們所謂的「環境」。人的健康需要一種可持續性的、可支援性的環境，然而我們人類的許多行為卻破壞了這種可持續性和可支援性。

　　正如我們所知道的，水和空氣的污染、動植物自然棲息地的破壞，以及大規模的工業化，這一切都在威脅著地

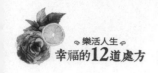
球上生命的延續。因此,環保意識對於人類保持健康至關重要。

五十年前,鉛中毒的案例還相當常見。醫生主要透過病人牙齦變色、血細胞呈現的藍斑,以及由鉛導致的神經損傷來判斷鉛中毒。工業上會在油漆中添加鉛,以增加油漆的光澤和耐久度。但是兒童經常會剝揀油漆薄片並把它放進口中,導致血鉛中毒。汽油中添加鉛是為了促進它的化學效能,但會增加空氣中的鉛含量,繼而毒害廣大民眾。瞭解問題產生的原因通常有助於解決問題,目前廣泛生產無鉛汽油就是一例。

人口過剩:環境隱憂

在這兒製造一點污染,又在別處砍掉幾棵樹,然後又往那條河中傾倒一些未經處理的污水,這些行為似乎在當下只會造成了微小的影響,但是,當這些個別的行為重複百萬、千萬、億萬次時,它們就會產生毀滅性的後果。正因如此,許多人開始紛紛對以下這個曾經被貼上「政治錯誤」的觀點表示贊同:人口過剩是我們今天所面臨的、最

嚴重的環境威脅。

如果世界上只有一輛汽車，那麼它所排出的廢氣自然無足輕重，不會造成任何嚴重污染。但隨著世界人口的不斷膨脹，汽車的數量也開始如火箭般竄升。

按照目前的預測——即使加上人口增長速度減緩的預測——世界人口總數到2050年時，仍舊有可能高達80億至105億之間。❶人口過剩帶來的影響取決於人口數量與可承擔資源的對比，當然也包括這些資源的分配，比如清潔的水、空氣、食物、住所，以及合適的氣候環境。

人口過剩通常會損害一個國家的經濟。當一個國家無法為百姓供給足夠的食物時，她就必須購買並進口食物。隨著人口的增多，許多原本屬於農場和森林的土地就被過度開發。人們的廢棄物污染了水源、土地和空氣。森林的毀壞導致動物棲息地和植物的減少，同時還降低了森林吸收二氧化碳、製造並釋放氧氣的能力。人口過剩導致政府大幅增加有效管理的難度和壓力，其結果便是爭端和混亂不時地發生。

1950到2005年，世界女性的平均生育率從每人5.02個銳

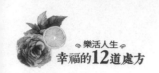
減至2.65個，但即便如此，世界人口總數仍在不斷增長。各
洲的人口增長率（從1950至2005年）如下表：❷

洲／區域	1950年	至	2005年
歐洲	2.66		1.41
北美洲	3.47		1.99
大洋洲	3.87		2.30
中美洲	6.38		2.66
南美洲	5.75		2.49
亞洲	5.85		2.43
中東與北非	6.99		3.37
撒哈拉以南非洲	6.70		5.53

永續性農業

與人口過剩密切相關的一個領域，就是可永續經營的
農業。農業技術的進步使每畝土地的單位產量大幅提高，
但是，這些在提高產量方面的技術進步，無一不是以破壞
環境作為代價的。將來在農業方面，首當其
衝要進一步改變的，便是平衡土地的使用。

森林採伐

大規模的森林砍伐導致土地品質的破

壞。雖然地球陸地面積的30％仍為森林所覆蓋，但目前每年森林砍伐的數量仍然非常驚人。

食物分配

我們既需要森林，又需要食物，這兩者之間的平衡與人口過剩的壓力息息相關。森林的大量砍伐會導致氣候變化。潮濕的森林土地在失去樹冠的蔭蔽後迅速變得乾燥，原本鬱鬱蔥蔥的森林會很快變成沙漠。此外，森林在吸收溫室氣體方面所扮演的角色也是極其關鍵的。❸

世界各國的發展並不均衡，這意味著雖然當前的食物產量可以滿足全球人口的全部需求，但並不是所有人都能平均地得到食物，仍有人在忍受饑餓。哪些地方發生乾旱和沙漠化，那些地方的人們便能劇烈地感受到貧困和氣候變化的影響。許多發展中國家缺少必要的基礎設施，導致食品的分配更加不均。

氣候變化

雖然對其發生原因各持所見，但多數科學家一致認

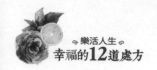

資源回收可以再利用

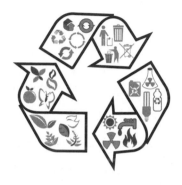

為，在過去的一百年之中，地球氣候有顯著的變暖趨勢。

氣候變化會影響食物的生產，而穀物的產量會因溫度的不同而出現劇烈波動。比如說，位於菲律賓的國際稻米研究院❹便發現，在稻穀生長季節，夜間最低溫度每上升一度（攝氏），穀物的產量便會下降10%。

據羅貝爾和菲爾德（David B. Lobell & Christopher B. Field）❺兩位學者提出的研究指稱，從1981年到2002年，因氣候變化而導致的全球小麥、玉米、大麥減產，平均每年都造成約50億美元的損失。即使與因農業技術進步而增加的糧食產量相較，後者還是補償不了前者的損失。

節約能源

在過去這一百年中，人類大量消耗煤炭和石油，這表現出人類對化石能源的倚賴程度相當大。然而，無法再生之化石能源的大量消耗，很可能會推動人類加快尋找替代性能源的腳步。先把成本問題放在一邊，對於保護環境來說，節約能源是當中極其重要的一部分。

污染

近來特別受到關注的兩種污染，分別是水污染和空氣污染。

工業化產生了大量伴隨而來的附屬廢棄物。這些廢棄物造成的環境污染嚴重程度不一。塑膠是石油產品的衍生物，雖然極其有用，卻極難自然分解。據研究，塑膠能在自然狀態下存在數十到數百年不等，即便是在產品中加入纖維素，做成「可自然分解塑膠」，產品中的塑膠顆粒仍會在纖維素分解之後長期存在。如果這些塑膠顆粒夠小，那麼它們也能被細菌分解。但實際上，據估

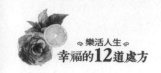
計這樣的分解過程並不常見。比如美國加州就曾控告一家塑膠瓶生產商——恩索塑膠公司（ENSO Plastics）所做的不實宣傳。❻

陽光、風和海浪很難令塑膠分解，這些塑膠中的大部分最終還是進入海洋。科學家曾在太平洋5～10公尺深的水下發現了塑膠懸浮顆粒。此外，科學家還曾在磷蝦的消化道中發現了這種被稱為「塑膠小球」的懸浮顆粒，而磷蝦是絕大部分海洋生物的基本食物來源。我們對塑膠瓶裝礦泉水的依賴，可能會對我們的地球造成巨大的威脅。❼

工業廢棄物——包括重金屬，比如鉛、汞、鎘，以及含有劇毒的戴奧辛化合物，這些都是極其危險的物質，並且正在污染著我們的地下水源。2011年，日本東海岸發生劇烈地震，隨後引發大海嘯，造成福島核電廠放射性物質外洩，導致該地區今後數十年都無法居住，當然，也可能數百年都無法居住。另外1986年，烏克蘭境內的車諾比核電廠發生爆炸，導致周圍居民罹患甲狀腺癌和其他惡性腫瘤的人數爆增。放射性同位素大量滲入水中，這是一種無聲但卻致命的污染形式。

家庭和農業廢棄物

疾病的爆發，通常與人類和動物排泄物造成的病毒和細菌感染有關，因此衛生是一項基本的健康原則。

布萊克史密斯研究院的技術諮詢委員會[8]報告說，生活在污染地區的人們可能不會馬上出現健康問題，但從長遠來看，卻可能遭遇腫瘤、肺部感染和智力遲鈍等類疾病。

在世上許多不同的城鎮當中，居民的預期壽命已接近至中世紀時期人類壽命的比例，同時，有些地方嬰兒的低出生率已不是個別情況，而是常態。甚至在某些地方，兒童的哮喘罹患率高達90%。這些地區民眾的預期壽命只有世界上發達富裕國家的一半。據估計，北美有一半人口受到某種形式、某種程度環境污染的影響。

美國肺臟協會[9]估計，美國有將近一半人口所生活的地區，空氣中所含臭氧或殺蟲劑的濃度已超出健康安全範圍。南加利福尼亞大學[10]對洛杉磯周圍2百英里半徑範圍內的十二個社區進行了調查研究。他們追蹤了這些社區中的三組兒童之後，發現那些在空氣污染更為嚴重區域生活的兒童，他們的肺部受到了很大影響，這些兒童患上支氣管

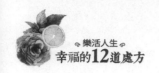

和肺部疾病的風險不斷增加，之後的追蹤研究亦證實了他
們的發現。

太陽輻射

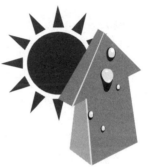

太陽對於我們這個星球的能
源供給極端重要。它所照射出來
的光線絕大部分都是有益人類健
康和福樂的，然而過度曝露在紫
外線下卻對人體健康有害。這些紫外線可能過於強烈，超
出了大氣層上方臭氧層所能消耗的程度。

太陽維持著地球上的環境溫度；陽光促進地球上的光
合作用，而光合作用是地球食物生產最根本的機制。陽光
為地球上的水資源循環提供動力，水分蒸發進入雲層，然
後凝結降下成為雨水。

陽光還能將無活性的維生素D——即維生素D3，轉化
成我們身體許多機能所需要的活性維生素D。雖然我們有些
人生活在能夠獲得充足日照的地區，但很多人卻在室內工
作，得不到充足的陽光照射。黑皮膚無法像白皮膚那樣有

效進行維生素D的轉化，因此維生素D在這些人體內的含量便比較低，尤其是當他們生活在高緯度氣候地區之時。

皮膚病學家已經注意到陽光灼傷和皮膚癌之間的關係，並且建議人們避免皮膚過度曝曬。每天曬多長時間太陽，這取決於我們皮膚裡的黑色素、所居住的地理位置，以及季節因素。

另外，維生素D還是控制腫瘤——比如說前列腺腫瘤——生長的重要因素。因此，適當且適量地曬太陽對於健康是非常重要的。[11]陽光能殺死許多種細菌，並且經常讓陽光進入家庭也是一種非常有益健康的習慣。

此外，陽光還能促進血清素（血管收縮素）的產生。這是一個由「外部」環境影響我們人體「內部」環境的例子。1984年，美國國家心理衛生研究所的諾曼‧羅森塔爾博士（Norman Rosenthal）最早提出了「季節性情緒失調」（Seasonal Affective Disorder, SAD）這個概念，意思是許多人的情緒在冬季陽光照射不足的情況下受到影響。[12]這類人會感到身體疲乏、食欲不振、困倦嗜睡、敏感易怒，甚至精神抑鬱。這類人如果能多曬太陽便能大得益處。

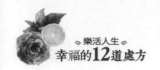

內部環境

雖然我們生活於一個外在環境中，但我們的代謝過程
卻是發生在內部環境。

我們的身體藉著體內環境穩定的過程，保持精確的
平衡，而透過每天的身體活動以及許多未加工過的天然食
品，便能讓體內的環境穩定。

我們一定要特別謹慎，不要讓危險的有毒物質進入我
們身體的內部環境。比如含有數百種化學物質的菸草就是
一例。酒精是另一種劇毒物質。此外，把精神治療類藥物
（這種藥會影響人的中樞神經系統，並導致人行為和觀念的變化）當作
「娛樂消遣」，也會毒害我們的體內環境。

許多物質從未經過檢驗或充分論證，卻在某種情況下
被吹噓為靈丹妙藥。很多時候我們在沒有相關知識下使用
它們，然而許多所謂源自於植物或草本的「天然」物質會
危害我們的體內環境，因此我們應當避免使用。

家庭環境

健康是上帝賜給我們的禮物，應當在整齊、清潔、衛

生，最天然的狀態下加以保持。我們是地球的管家，要為
管理地球資源和我們身體外部環境負責。

因為我們不僅僅只是地球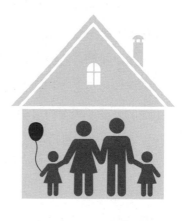
上的個體，我們還擁有聰明才
智、情感和靈性，因此我們需
要考慮自己所生活的情感和屬
靈環境。現代有許多人的家庭
被壓力與不信任所充滿。家庭
之中的憤怒和暴力將為我們的
孩子，以及我們自身的健康帶
來巨大傷害。

家庭暴力影響著社會上的許多家庭，而言語上的暴力
也很普遍。我們的家庭應當在這個混亂的世界中，給自己
的親人提供一處具安全感的綠洲。仁慈和鼓勵的態度將有
助於家人的情緒健康。

家庭的屬靈環境影響著我們的思想環境。我們的家庭
應當成為寧靜、安適、鼓勵之住所。價值觀源於教育，並
以信念和信賴作為基礎。我們信賴一位慈愛的上帝。我們

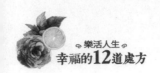

有祂的眷顧便很安全,並且我們還要教導我們的兒女去尋求這種和上帝之間的屬靈關係。我們鼓勵他們充滿仁愛,對別人不抱偏見。上帝勸導我們要愛自己的仇敵,並善待那些傷害過我們的人。❸

如果我們生活在一個忍耐與和平的氛圍中,那麼我們的屬靈環境也必有利於我們的健康。如此,我們便能取飲生命的泉源,天上的氛圍能安慰我們的心靈。當我們把自己安置在上帝確實的慈愛中時,我們便是安全的。

生活應用問題

 當我在冬天的季節或長時間待在室內時,是否經歷過「季節性情緒失調」症候群,比如說感到抑鬱和易怒?我該如何調整自己的時間規畫,好讓自己有充分且合適的時間到戶外享受陽光呢?我的社區和家庭中是否有孩子需要被鼓勵好做些戶外活動,或者需要提醒他們注意不要過度曬太陽呢?

 我的身體受到哪些污染物的傷害呢?我能限制這些污染物或者完全把它們消除嗎?我做的哪些選擇是讓自己暴露於化學物質之中,而這些物質雖能為我在當下

帶來短暫的滿足，但長期下來卻會對我的身體造成巨大傷害呢？

我該如何從情感和屬靈層面改善以下環境呢？家庭、工作、學校、教會、社區？我能做出哪些貢獻呢？這樣做是會帶來污染還是和平，競爭還是庇護？若想堅持自己改善和保護環境的決定，我該做出什麼選擇？我又該從何處得到幫助呢？

小組討論

雖然有時我們會覺得單憑一己之力無力阻止森林濫墾和工業污染，那麼除了在經濟上資助一些環保組織之外，我們在個人生活上還能做些什麼呢？比如說對於能源和塑膠的使用上，我們能做些什麼以盡到自己對環境保護一份微小的力量呢？

西恩有位經常在環保問題上唱高調的「綠色」朋友，但這個朋友對於西恩吃素卻嗤之以鼻。西恩可以從哪些方面向他指出吃素對於環境保護的益處呢？

教育通常可以讓人做出更為明智的選擇，尤其是在家庭人口規模，以及如何提高生活品質和健康的事上。在某些國家，許多家庭的生活品質因貧困而低落，一

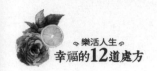

些教育機構和計劃正在幫助這些國家的人們，我們能
做些什麼來支援他們的努力呢？

參考資料

❶World Population Prospects: The 2008 revision; Population Division of the Department of Economics and Social Affairs of the United Nations Secretariat, June 2009.

❷World Resources Institute, http://earthtrends.wri.org. Accessed online April 20, 2012.

❸National Geographic, "Deforestation—Modern day Plague"; http://environment. nationalgeographic.com/environment/global warming/deforestation overview/. Accessed online April 4, 2012.

❹S. Peng, et al. "Rice yields decline with higher night temperature from global warming," Proceedings of the National Academy of Sciences of the United States of America, July 6, 2004, p. 101.

❺David B. Lobell and Christopher B. Field, "Global Scale Climate—crop yield relationships and the impact of recent warming," Environmental and Earth Science, March 16, 2007.

❻Henry Leineweber, Resource Recycling, "California sues biodegradable plastic firms";http://resource recycling.com/node/2204. Accessed May 3, 2012.

❼C. J. Moore, S. L. Moore, M. K. Leecaster, and S. B. Weisberg, 2001, "A Comparison of Plastic and Plankton in the North Pacific Central Gyre," Marine Pollution Bulletin, vol. 42, no. 12, pp. 1297-1300.

❽Blacksmith Institutes Technical Advisory Board, (27):9971-5, E-pub June 28, 2004.

❾Report of the American Lung Association, "The State of the Air," May 2, 2011.

❿American Journal of Respiratory and Critical Care Medicine, October 2000.

⓫H. G. Ainsleigh, "Beneficial effects of sun exposure on cancer mortality," American Journal of Preventive Medicine, January 22, 1993 (1), pp. 132-140.

⓬E. Braunwald, A. S. Fauci, et al., editors. Harrison' s Principles of Internal Medicine (New York: McGraw Hill, 2011).

⓭Matthew 5:44; Luke 6:28.

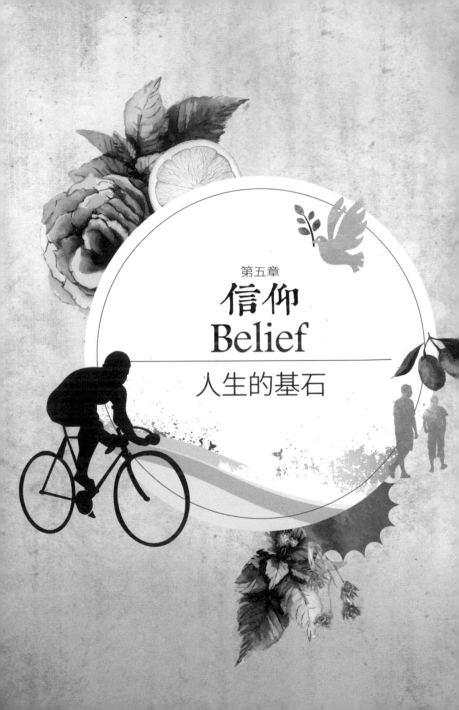

第五章

信仰
Belief

人生的基石

有一位教授對一群剛入學的醫學院新生發表演講，他說：「我有一個好消息和一個壞消息：好消息是──你在醫學院裡學習的知識將有一半是經得起考查和檢驗的，而這部分將是永存的，但另一半會被證明是錯誤的。壞消息是──我們無法得知那正確的一半究竟是哪一半。」

當今世界，在面對身邊排山倒海的資訊時，我們有時真的不知道該如何是好，我們到底該相信誰呢？今天在報紙上才讀到，「喝酒有害健康」，到了下一週另一家報紙又說：「適量飲酒有益身心。」巧克力容易讓人發胖，對吧？等一等！現在一個研究團體又說，實際上巧克力能夠幫助人減肥。從前我們被告誡說咖啡是有害健康的，但現在一項新的重大研究又告訴我們，大量喝咖啡的人更加長壽！這一週，某家大型的科技公司推薦人們購買一款「省時省力」、「不可不買」的設備；下一週，媒體又報導這些建議都是出自於一些並不可靠的資料來源及分析結果。

我們還能相信誰？我們還能相信什麼？有時人們連這些問題都很難回答。是的，我們每個人都有自己的信念。就連最根深蒂固的懷疑論者也有信仰，即便他所持的信仰

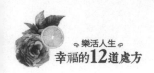
正是世上無人可相信。然而人類能生存在這個星球上，都
是基於人類相信某種信仰的，信仰是人類賴以生存和組織
的必備基礎。

信仰的力量

　　某天，一位醫生正在為一個病人檢查身體。病人說
自己很痛苦，有許多併發症，但是醫生從沒聽說過這些症
狀。病人告訴醫生，自己可能是被魔鬼咒詛了，因此才患
上疾病的。醫生去拿了兩個試管，一個裝著過氧化氫，另
一個裝著普通的水。病人不知道這兩個試管有什麼不同。
醫生從病人身上抽了少量血液，往那個裝有過氧化氫的試
管裡滴了幾滴。過氧化氫，俗稱雙氧水，是種強氧化劑，
遇血自然產生劇烈反應，冒出許多泡泡。醫生裝模作樣地
點了點頭。他說道：「沒事，我稍微給你用點藥，你就會
好了。」隨後，醫生給病人打了一針普通的生理食鹽水，
然後讓他去候診室裡等著。

　　過了一會兒，醫生叫病人過來，又給他抽了點血。
這次他把血滴到那個裝水的試管裡。當然，這次沒有任何

反應。醫生告訴病人魔咒已經被破除了。病人馬上高興起來，走的時候感覺自己好多了。這個故事還沒完，後來那病人逢人就講自己的病是怎麼治癒的，於是許多人都跑到那名神奇的醫生那裡，等待他給自己進行相同的治療。

正如這個故事說明的，信仰蘊含著巨大的力量。對於許多兜售「特效藥」的人來說，這種心理現象是他們的主要收入來源。肆無忌憚的銷售員有時能在他們的目標顧客群心裡，營造出一種對於所推銷商品的虛假需求。然後開始販賣他們那些「純天然」草藥、礦物質補充劑、營養保健品（強化食品或補充劑）、特殊膳食，以及磁療、電療或者按摩產品。他們所進行的買賣乃是利用一種「易受騙因素」。如果對方身體健康，那他們損失的最多只是金錢而已，很快便能擺脫。但如果上當的人身患癌症，那延誤正規治療就可能帶來致命的後果，並使他們把有限和寶貴的資源浪費在那些毫無價值的「萬靈丹」上。我們要把自己的信仰和信任放在那些真正可信賴的事上，而不是去相信那些未經證實的方法，這一點至關重要。

信仰——或者說具宗教背景的信心，從統計學方面來

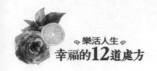

看，它已經證明的確比安慰劑對人更有益處。一項以美國百歲人瑞為對象、並調查其宗教經驗的研究發現，有一顆虔誠的心對於健康的助益十分顯著。雖然許多問題尚無準確答案，但信賴上帝所能得到的益處絕非僅是參加宗教活動而已。❶

研究人員就兩個吉布茲區（Kibbutzim，以色列集體農莊社區）進行研究，前者為一般社區、後者則具宗教性。以兩區民眾的人口死亡率進行比較調查，在為期15年的隨訪過程中，發現宗教吉布茲區的人口死亡率有顯著的下降趨勢，而一般吉布茲區人口的預期壽命早亡風險較另一者要高，男性為1.8倍，女性為2.7倍。❷

一項對於非裔美國人的調查顯示，那些參加組織性宗教活動的人身體較為健康，心理滿足感亦更強。❸美國杜克大學的研究員艾力森（C.G. Ellison）發現，缺乏宗教歸屬感會增加非裔美國人患上精神抑鬱的風險。❹

另外，許多研究中已證明，人際關係和生存之間確有其關聯性。舍恩巴赫（C.J. Schoenbach）等學者曾記錄過這種影響，尤其是在白人男性中間更為顯著。❺

改進生活品質

一項足以跨越世界所有文化族群、且始終如一的發現就是，靈性確實能大幅度地提高人們的生活品質。艾力森描述透過信心的鍛練而產生的顯著益處如下：❻

◇ 參加宗教活動及個人靈修能增強人的宗教信仰體系。

◇ 穩固的信仰體系，再配合高層次的宗教確實性，能給人帶來具持續性的、積極正面的影響。

◇ 據報導，宗教信仰穩固的人具有更強烈的生活滿足感和個人幸福感，當他們面臨生活中的挫折時，比一般人更少出現消極的心理特徵。

靈性不僅能幫助相信的人，也能為周遭不信之人帶來益處。研究人員發現，哪些社區有更多堅持信仰、效忠上帝、遵守祂所定之行為準則的人，那些社區的居民就會在健康上獲得更大的益處。❼另外，不信之人之所以也能從中獲益，其原因可能是他們在社會行為規範方面，受到更多來自具宗教信仰的鄰居，及其健康生活方式的影響。

擁有宗教信仰的人，尤其是那些出生自宗教家庭、經常參加宗教活動、祈禱並讀經的青少年，他們比缺少信仰

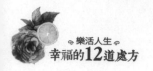

的同儕更少產生吸菸、喝酒、吸毒等類問題。[8]

宗教另外更與情感的健康價值觀，以及受社會肯定的行為有著密切關係。比如說宗教信仰團體經常會組織課業輔導或其他志工活動。[9]

哈洛·凱尼格醫學博士（Harold G. Koenig）談到了伊德勒和卡什（Idler & Kasl）兩位研究人員的發現。他們注意到，宗教信仰積極的人通常擁有較健康的情感生活，也較少遭遇疾病和殘疾。這些人從生活方式中獲得許多的益處，卻不會因此認為是因為他們在空閒時運動，或者社交活動增加而促成，最後作者總結道：「即便把社交活動考慮在內，宗教信仰的積極影響仍然保持它的重要地位。」[10]

因此我們發現，信賴一位慈愛的上帝能使人產生一種生機蓬勃、充滿力量、並促進健康的思想狀態。他們將自己的生活放在那慈愛上帝手中，並感受祂的關懷，這些人所體驗的平安和滿足是世界上最令人安心的保證。這能給人帶來健康、幸福和目標。正如《聖經》所說：「愛你律法的人有大平安，什麼都不能使他們絆腳。」（詩篇119：165）

壓力會造成人體不同程度的傷害

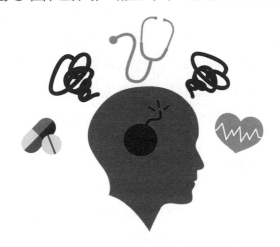

壓力問題

對上帝的信靠能夠減輕人的壓力、抑鬱和孤獨感。1990年，一項蓋洛普民意調查顯示，美國有超過36%的人，長期生活在習慣性孤獨之中。根據普林斯頓大學研究協會調查，有2/3的美國人每週至少都會有一次感覺到壓力，而將近75%到90%的就醫案例，或多或少都與壓力有關。 [11]

醫學研究已經發現，當你因為面臨挑戰而感到壓力

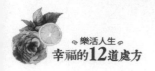
時，消極情緒便會引發體內分泌某種荷爾蒙，這種荷爾蒙會刺激神經系統，釋放壓力至身體的各部分器官。如果這些器官長期處於壓力之下，它們就會衰弱。器官一旦衰弱，便更容易患上各種疾病。器官受到情緒影響的順序和強度取決於一個人的遺傳、體質、環境和生活方式。例如：

◇壓力會導致人體釋放腎上腺素，使心臟跳動地更快、更強。這樣的壓力會導致心悸。

◇當壓力荷爾蒙導致血管收縮的時候，它們會使血壓提高，並導致皮膚末梢血流量降低，使手腳冰涼。

◇壓力會引發支氣管擴張，使呼吸過淺過快，引發換氣過度。

◇壓力會使血液供給轉離消化系統，可能影響消化過程。

◇壓力導致血液凝結加劇，某些情況下這是保護作用，但在其他情況下卻是對身體有害的。

◇習慣性緊張會導致人出汗，使人有不適的潮濕感。

◇壓力導致血糖升高（目的是作為快速能源儲備）；在那些有糖尿病傾向的人之中，習慣性壓力可能導致糖尿病的發生或惡化。壓力還會導致消化系統和泌尿系統機能的變化。其中一些人會遭受頻尿和大腸躁鬱症之苦。

◇一個有壓力的人可能會在身體受到多種不適症狀侵襲時就

醫，並且同時忍受情緒障礙之苦，比如說焦慮、抑鬱、恐懼、認知錯亂、記憶問題和睡眠障礙。

祈禱的益處

美國俄亥俄州曾有一項調查[12]，研究祈禱對幸福的影響。在560名調查對象中，有95%的人把自己歸到有信仰的人群中；54%是新教徒，25%是天主教徒。經常使用的祈禱方式有四種：

 請求性祈禱：祈求得到自己需要的物質東西。

 例行性（儀式性）**祈禱：**念祈禱書。

 默想性祈禱：感覺，或想像自己在上帝面前。

 談話性祈禱：和上帝像朋友一樣交談，祈求上帝帶領自己作出決定。

關於這四種類型的祈禱，該項研究表明，談話性祈禱最能給人帶來幸福和宗教滿足；相反的，例行性祈禱卻與負面影響有關，繼而產生了更加不良的情緒，比如說孤

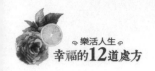

獨、緊張和恐懼。和上帝像朋友一樣交談，把我們所有的憂傷和喜樂全都告訴祂，這樣的祈禱能給人帶來幸福、醫治和屬靈上的滿足。祈禱在人痊癒的過程中有著極其重要的作用，關於這一點拉瑞・朵塞博士（Larry Dossey）說道：「我覺得我若不讓我的病人禱告，這就好比不給他們用特效藥或者動手術是一樣的。」⑬

許多人嘗試利用瑜珈、長期冥想或者其他類似內省的自我增進方式來解決問題；然而，這些方法其實並不具備相同效果。在許多情況下，它們只是自我催眠的技巧。

屬靈和道德觀念

世界上絕大多數的文明，都建立在一套有系統的信仰體系和道德觀念之上，並且以此建立有序的社會。幾千年來，人們對屬靈價值的信念一直在鼓勵人們，去善待別人並發展和平的人類關係。歷史證明了無信仰和無道德的社會將變得非常腐敗，滅亡是其唯一的結局。信仰對於科學和宗教都是最基本的。

正如人們對科學原理的信念是經過證實的一樣，人對

上帝的信念也能經由其所帶來的正確結論和良好效果得到
證實。研究顯示，那些經常和信仰團體聚會、有規律屬靈
活動的人，他們的壽命更長，生活品質更高，更少遭遇心
臟病或中風的侵襲。信仰可以使人有力量戰勝壓力和其他
毀滅性的惡習。信仰可以讓你擁有心靈的平安，並經由積
極的選擇讓你發揮自己的全部潛能。讓我們因擁有信仰而
歡喜快樂吧，因為它是生命的根基！

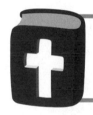

> 堅心倚賴你的，
> 你必保守他十分平安，
> 因為他倚靠你。　　　　　　　　以賽亞書26：3

心靈的平安

　　《聖經》上說：「堅心倚賴你的，你必保守他十分平
安，因為他倚靠你。」（以賽亞書26：3）當我們與上帝建立
密切的關係時，我們便可體驗到心靈上的平安。

　　這並不是說那些信賴上帝、並全心倚靠祂的人不會
遇到任何麻煩或問題。「麻煩和混亂或許會在我們身邊環

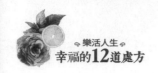

繞，但我們卻享受著一種心靈上的安寧與平靜，而這是一般世人一無所知的。這種內在的安寧從我們生機勃勃、熱情洋溢的外表上反映出來，感染並激勵著凡與我們接觸的人。基督徒的平安不取決於世界是否和平，而是倚靠有上帝的靈居住在他心裡。」[14]

正如19世紀的著名佈道家德懷特‧慕迪（Dwight L. Moody）經常被人引用的一段話：

> 「信靠自己，你將註定失望。
>
> 信靠朋友，他們的生命終有盡時，並且離你而去。
>
> 信靠金錢，它會自你身邊被奪走。
>
> 信靠名譽，讒言與誹謗會毀掉它。
>
> 但是信靠上帝，無論是在當下還是永恆，
>
> 你將永遠不會感到困惑。」

信賴這位慈愛有能力的上帝吧！祂能讓我們享受健康的生活方式。對上帝的信念和信仰能夠讓我們的生活充滿平安與喜樂。

生活應用問題

 我是個容易上當受騙的人嗎？當我要選擇相信某件事的時候，我用什麼方法決定呢？我容易受下面哪些管道的影響：網際網路、廣告、由特權階層背書的研究結果、朋友或是過去的經驗？

 信仰上帝能為我帶來什麼益處呢？我如何應對緊張複雜的情況？大多數時間我是否心情平靜？我對生活是否擁有清晰的目標呢？我所居住的社區和生活的團體是否意識到這些？他們是否也能從信仰上帝中得到益處呢？和我同住一個社區的青少年是否曾因為我與他們的接觸，以及我所表現出的信仰，而免於遭遇危險、毀滅性的行為和惡習的影響呢？

 文中敘述的四種祈禱方式，我最常用的是哪一種？我該如何改變自己的祈禱方式，好使自己即便身處混亂或逆境，仍能保持內在的平安呢？

小組討論

 人們體驗過的，因壓力而造成的影響有哪些呢？在我們去就醫的經驗中，有多少次是因為我未和救主保持不間斷、密切的聯繫有關呢？我是否需要用更多的時

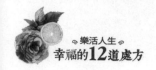

間，藉著學習上帝的話語，並與那些和我有相同信仰之人交往，來增強自己的信心呢？

apply 5

布魯斯有個同學從中學時期開始就不去教會了。他過去的經歷並不愉快，並且疑惑上帝是否關心他的生活。布魯斯的朋友可以用哪些方式來處理自己遇到的情形？而布魯斯作為他的朋友又該如何鼓勵他？若是加入一個團契或者讀經小組，對於這樣的情況是否有益呢？

參考資料

❶ J. S. Levin, H. Y. Vanderpool, "Is frequent religious attendance really conducive to better health? Toward an epidemiology of religion," Social Science and Medicine, 1987; 24 （7）: pp. 589-600.

❷ J. D. Kark, et al. American Journal of Public Health, 1996: 86 （3）; pp. 341-346.

❸ J. S. Levin, L. M. Chatters, R. J. Taylor, "Religious effects on health status and life satisfaction among black Americans," The Journals of Gerontology, Series B: Psychological Sciences and Social Sciences, 1995 May;50 （3）: pp. S154-163.

❹ C. G. Ellison, "A Race, Religious Involvement and Depressive Symptomatology in a South Eastern US Community," Social Science and Medicine, 1995:40 （11）; pp. 1561-1572.

❺ V. J. Shoenback, et al. "Social Ties and Mortality in Evans County GA," American Journal of Epidemiology, 1986; 123: pp. 577-591.

❻ C. G. Ellison, "Religious involvement and subjective well--being," Journal of Health and Social Behavior, 1991 Mar;32 （1）: pp. 80-99.

❼ J. W. Dwyer, L. L. Clarke, M. K. Miller, "The effect of religious concentration and affiliation on county cancer mortality rates," Journal of Health and Social Behavior, 1990 Jun;31 （2）: pp. 185-202.

❽ H. G. Koenig, The Healing Power of Healing Faith, p.72, 1999 Quoting P H Hardestyn and K M Kirby. "Relation Between Family Religious and Drug Use Within Adolescent Peer Groups," Journal of Social Behavior and Personality 10: （1）1995; pp. 42-30.

❾ Amoatin and S. J. Bahr, "Religion, Family and Adolescent Drug Use," Social Perspectives 29: （1）1986; pp. 53-76.

❿ H. G. Koenig, The Healing Power of Faith （Simon & Schuster: April, 1999）, p.177.

⓫ J. Marks, "A Time Out," U.S. News & World Report, Dec. 11, 1995: pp.85-97.

⓬ Journal of Psychology and Theology, 1991; 19 （1）: pp.71-83.

⓭ L. Dossey, Healing Words: The Power of Prayer and the Practice of Medicine （New York: HarperCollins Publisher, 1993）p.18.

⓮ The SDA Bible Commentary, vol. 4 （Hagerstown, Md., Review and Herald Publishing Association, 1966）, p. 203.

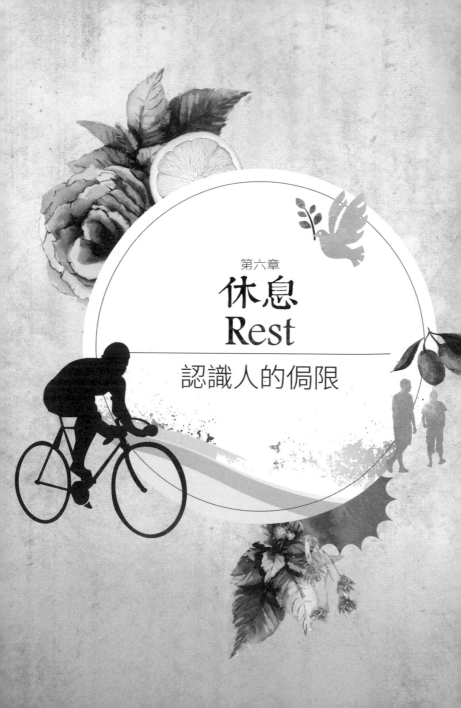

第六章

休息
Rest

認識人的侷限

1996年，一名七歲的女孩潔西嘉·杜布羅夫（Jessica DuBroff）嘗試成為橫越美國的飛機駕駛員中年齡最小的一位。機上陪同的有她的父親和飛行教練。開始的頭幾天一切順利，但正如我們經常看到的那樣，各路記者紛紛趕來，對這次飛行壯舉窮追不捨的拍攝，不分白天黑夜，抓住機會就對飛行教練進行採訪。

這位教練在美國懷俄明州打電話給自己的妻子，說他實在受不了媒體的騷擾，因為無休無止的採訪，他已經連續好幾天都沒有睡好覺，身心疲憊到了極點，他非常希望眼下的一切趕緊結束，因為自己就像被關進了「媒體動物園」一樣。

第二天早晨準備飛行的時候，這位向來在飛安記錄上毫無瑕疵的飛行教練，在出發之前竟然忘記收聽天氣簡報。結果，飛機直接一頭栽進了暴風雨中，起飛之後不久就失事了，機上無一人生還。

後來記者對機場地勤人員的採訪顯示，這位經驗豐富的領航員在發動引擎前居然忘記拿走輪擋，然而這是任何一個領航員在啟動引擎前都會做的動作。從這一點也可以

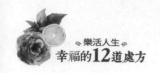

看出這位飛行教練當時有多麼疲倦了。＊

　　以這名經驗豐富的飛行教練為例，睡眠科學告訴我們，疲憊至極的頭腦極有可能犯下嚴重的錯誤。在當今大多數社會中，絕大部分的人都缺乏睡眠。在美國，疲勞是人們十大最常見的就醫原因之一。

　　當人們沒有時間休息或放鬆的時候，這兩件事似乎就成為最大的需要。沒有休息或者放鬆，所有人類都將面臨認知障礙。疲勞的人做事效能會降低、遲緩、更不安全，並且容易犯更多的錯誤。為了維持正常的生活和工作，我們每晚都必須有足夠的睡眠。社會上為了提高生產效率而恣意延長每週工作時間和每日的工作時數，但這些努力都失敗了，因為人類有休息的生理需要，我們需要每天休息，以及每週的休息日，另外我們也同樣需要每年的休假。為了獲得最佳的認知和效能，充沛的精力，我們必須為這能使人身心活躍的恩賜——休息而歡呼。

　　當我們的大腦過於疲倦時，我們便會毫無察覺地睡著。這些短暫的休息被稱為「微型睡眠」，通常只會持續幾分之一秒，最多不超過一到兩秒。如果我們閒散地坐在

椅子上，那麼這種現象不會有任何問題。但當我們操縱一台精密的機器，或者正聚精會神地解決複雜的問題，那麼，這種短暫的大腦失能便會帶來災難性的後果。

剝奪睡眠的時間

造成我們周遭混亂的因素越來越多，一週7天，每天24小時，處處都有試探性和吸引人的活動，導致睡眠不足的問題不斷擴大。我們面臨的選擇越來越多，譬如玩電腦遊戲或在晚間觀賞電視節目，這些事都會延遲我們就寢的時間。生活變得越來越複雜。

越來越多的證據表明，睡眠不足損害了我們的認知能力，並且它還會影響了我們做出判斷和決定的品質，使我們控制情緒的能力及工作效能降低，損害了我們的安全。我們全都需要充足的睡眠來恢復生活中受到的耗損。

科學研究證明，當我們處於疲倦狀態的時候，我們大腦的「執行功能」會嚴重受損。因而我們在判斷可供選擇的事項時效率會降低，無法確定哪個選擇是最好的。即便我們知道該選什麼，我們依舊無力去做我們該做的事。我

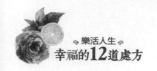

們的創造力衰減了，效能也降低了。

　　大腦的前額葉是把當前從各個感官收集來的資訊、加上從前獲得的資料，以及生活經驗進行統合的地方，然後再做出決定。而這部分大腦組織最容易受到睡眠和休息不足的影響。疲勞使我們的認知效能降低，對周圍環境的感知變弱，更讓大腦處理新資訊的能力降低，甚至耗損我們的長期記憶，還有我們瞭解分析新資訊的能力。在生活的各種努力中，幾乎一切的成功都取決於我們所做決定的品質，因此獲得充分的睡眠和休息極度重要。

　　不幸的是，如今個人、社會、文化，各種活動普遍佔據了原本屬於睡眠的時間。結果是集中精力的時間減少，人的判斷受損，我們執行複雜心理操作的能力削弱了。

睡眠不足

　　當我們錯過了睡覺時間，我們便開始在自己身上累積起所謂的「睡眠債務」。當這種債務越積越多，我們的效率就越來越弱。科研人員做了一項為期21天的實驗，他們把具有相同技能的工人分成四組，每組都從事相同的工

作。如下圖顯示，當夜間睡眠時間被縮減時，工人的生產效率便大幅下降。21天結束之後，那些每天睡7個小時的工人生產效率下降了8%，每晚睡6個小時的工人下降了55%，而每晚只睡4或5個小時的工人，其工作產量只有那些每晚睡7小時工人產量的35%，甚至低至20%。

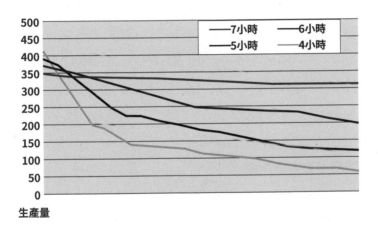

生產量

人們過去一直認為睡眠只對大腦和情感的功能產生影響。然而最近的研究表明，即便是健康人群碰上中等強度睡眠不足，也會影響他們體內的新陳代謝狀態。他們若睡眠不足，體內便會模仿糖尿病患者的葡萄糖代謝機制。若

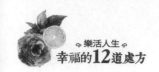

每晚只睡4個小時,如此經過6天時間之後,健康的青年人體內代謝碳水化合物的功能也會下降30%。他們體內的壓力荷爾蒙皮質醇含量會大幅上升,而胰島素敏感度則會下降。這個實驗連同其他實驗表明,普遍的睡眠不足和肥胖之間有極大關連。

人在睡眠不足的情況下所表現的,與人在酒精控制下的表現有許多相似之處,這一點非常有趣。研究顯示,健康成年人連續16到18個小時不睡(從前一天夜裡到第二天白天)對身體所造成的傷害,比美國和世界上許多國家所規範的血液酒精中毒劑量給人體造成的傷害,還要大0.08%。

我們需要多少睡眠?

睡眠時間的長短因人而異。但是世界上幾乎所有睡眠專家都認為,每晚7個小時的睡眠算是勉強達到「合格」的標準,為達到最理想的認知能力,絕大多數人最好每晚睡8個小時。據傳聞,大發明家湯馬斯·愛迪生(Thomas Edison)認為睡覺純屬浪費時間,因此他決定發明電燈,以延長白天的時間。據說他每晚只睡4到5個小時。然而,那些和他

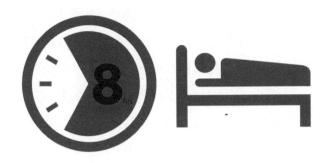

人的成長需要睡眠

在同一個實驗室工作的人說，愛迪生白天經常打瞌睡。夜間的充足睡眠能夠使人白天不再嗜睡，並能讓人白天神清氣爽，精力充沛。

學生通常為了應付考試而熬夜複習，但經常因為睡眠不足而導致反效果，使得分數表現更差。人們的生活和工作安排往往不盡合理，目標制訂的過高，結果經常事與願違。睡眠才是人美好生活的前提，它能使人的身心達到最佳狀態。

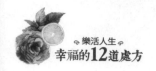
睡眠的階段

睡眠分成不同的階段。這些階段是以腦電圖儀對腦電波活動的波形特徵為基礎而劃分的。睡眠主要分為兩個階段：非快速動眼睡眠和快速動眼睡眠。

非快速動眼睡眠一般分為四個階段。前兩個階段一般是從清醒到睡眠的過渡階段，通常只會持續幾分鐘。第三、第四階段被共同稱為「慢波睡眠期」。而我們所說的「深度睡眠」就是發生在這兩個階段。在此期間，身體組織開始修復並生長，針對感染的免疫力開始增強。

快速眼動睡眠的腦電波波形與人在清醒時類似。在這個階段，雖然人處於熟睡狀態，但眼球卻在閉合的眼皮下快速左右轉動，就像是不停地左右看一樣。我們的夢就是發生在這一階段的睡眠中，但通常我們只能回想起少部分的夢境內容。在此睡眠階段，有的人還會夢遊、尿床、磨牙。快速眼動期對於精神和情緒恢復極其重要。許多重要和奇妙的功能發生在這個階段，比如說記憶的恢復和重組，以及記憶的更新。

在一夜的酣眠當中，這兩種睡眠形式完整地出現一次

大約需要90分鐘，每晚重複四到六次。這兩種睡眠對於徹底的身心休息都是必要的。睡眠所帶來的恢復就是由這些循環的具體化構成的，這被稱為「睡眠結構」。良好的睡眠結構帶來恢復性的睡眠，能夠增強人的認知能力並提高工作效率。

某些選擇，例如不規律的作息、憂慮、使用某些藥物和酒精，以及睡前吃東西，都會破壞良好的睡眠結構。

不幸的是，許多缺乏睡眠的人完全意識不到自己能力的降低，他們因為長期困乏疲憊，已經不知道清醒振奮是什麼樣子了。一個獲得良好休息的人能夠在更短時間內將工作完成地更好，更有效率，更為安全！

獲得優質睡眠的步驟

◇認識睡眠的價值和重要性。對於自己不夠重視的事我們永遠無法做到最好。

◇建立規律的就寢習慣，讓你的身心知道你現在預備要睡覺。

◇每天適量運動，但要在睡前4到5個小時進行。

◇建立規律的作息時間，並每天堅持，即便是週末也是如此。

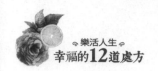
臥室中不要擺放電腦、電視 睡前不要使用 3C 產品

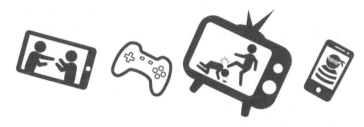

◇臥室要安靜、清爽，臥床要堅固、舒適，臥室中不要擺放電腦、電視和運動器材。

◇晚餐要少吃，且要在睡前4到5個小時前用餐。

◇睡前避免觀看令人緊張或壓抑的電視節目或電影，避免情緒激動的事件，比如辯論，或在睡前做某項重大決定。

◇避免使用打亂正常睡眠結構的安眠藥、咖啡因和酒精。

◇如果你懷疑自己有睡眠障礙或有其他身體狀況，請諮詢你的醫生。

◇信賴上帝，將你的問題和憂慮交托給祂。

　　請記住：今晚的睡眠是為了儲備明天充沛的精力！睡覺與飲食和運動一樣重要，只是更加容易一些！

每週和每年的休息

另外，睡眠科學方面的專家還認識到，為了獲得充分的休息和效能，我們還需要每週和每年的休息。英國在第一次世界大戰期間，為了提高產能，工人們無休無止地工作，但是產量並未因此而大幅提高。後來，人們認識到這樣不行，於是便將每週的工作時間縮減到48小時，並且每週休息一天，結果產量提高了15%。

1941年7月29日，溫斯頓·邱吉爾（Winston Churchill）在英國下議院演講，「如果我們想贏得這場戰爭，就得與敵人比拼耐力。為此，我們必須每週休息一天，每年休息一個星期。」結果他的提議被投票立法通過了！

身為人類，我們都有自己的侷限性。我們不能24小時地運轉，沒有固定休息的時間，而還能保持健康、幸福、有效率的生活。我們每天、每週、每年都需要規律的休息，好使我們的身心得到恢復，保持良好的創造力，並與家人建立積極的關係。身體、精神、情緒、靈性，這四者的最佳狀態，均有賴於充足的休息。

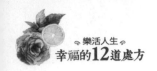

休息是上帝設立的

《聖經》上記載，從世界的開端，上帝便設立了每週休息一天的制度，好讓人從忙碌疲憊的工作中得以恢復。我們的創造主知道，身體機能若想保持最佳狀態，我們需要每天均衡的休息，以及如出埃及記20：8－10所記載的每週休息：「當紀念安息日，守為聖日。六日要勞碌作你一切的工，但第七日是向耶和華你上帝當守的安息日。這一日你和你的兒女、僕婢、牲畜，並你城裡寄居的客旅，無論何工都不可作，因為六日之內，耶和華造天、地、海和其中的萬物，第七日便安息，所以耶和華賜福與安息日，定為聖日。」

上帝希望我們與祂建立友誼，尤其是在安息日這一天，因為祂創造我們是要我們作祂的兒女。當我們在安息日的特別時光中，與別人建立友誼，並給予他們支持時，這也能帶來安息日的福氣。基督在馬可福音2：27中說道：「安息日是為人設立的，人不是為安息日設立的。」

每天的睡眠和每週的休息，使我們在身體、精神、情緒、社交和靈性各方面，均有力量接受從上帝而來的祝

福，從而使我們恢復到最佳的健康狀態。

生活應用問題

過去這三天，我有多少次不知不覺地就睡著了呢？這三天我每天夜裡睡幾個小時？我是否需要重新評估自己的睡眠習慣呢？我夜裡是否睡得太晚呢？是什麼影響我為就寢時間做準備呢？我是否需要多運動，尤其是在白天多運動呢？我晚餐是否吃的太多，或者太晚進食？我是否還在擔心那些讓我睡不著覺的事情呢？我看電視和玩遊戲的時間是否太長？我是否需要就睡眠障礙，如睡眠性呼吸中止，去看醫生呢？

以下這些症狀，在你最近的生活中出現的頻率為何？

◇ **效率降低**

◇ **注意力集中時間短暫**

◇ **主觀判斷經常失誤**

◇ **無法解決複雜問題，無法清晰思考，無法快速記憶。**

我如何才能表明我重視自己的睡眠呢？我該做出什麼選擇，讓自己擁有充足有效的睡眠呢？週末我是否應當照平時一樣的時間起床，好建立一套良好的作息習

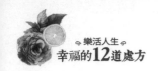

慣呢？我的臥室應當如何布置才能更有效地促進睡眠呢？我如何作出斷然的選擇，讓自己信賴上帝，把自己的重擔交托給祂呢？

小組討論

 有一對夫妻工作到很晚，然後和朋友去吃飯。晚餐十分美味，但他們吃的實在太多，結果兩個人夜裡都沒睡好。第二天晚上，兩個人仍舊很晚回家，然後又看了一場午夜電視節目。次日清晨，他們為了誰應該去取乾洗的衣服而爆發激烈爭吵。他們為什麼會為這麼點小事爭論呢？他們當時的思緒是否清楚呢？該如何避免此類情況發生在自己身上呢？

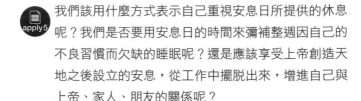 我們該用什麼方式表示自己重視安息日所提供的休息呢？我們是否要用安息日的時間來彌補整週因自己的不良習慣而欠缺的睡眠呢？還是應該享受上帝創造天地之後設立的安息，從工作中擺脫出來，增進自己與上帝、家人、朋友的關係呢？

我們有沒有充分利用屬於自己的假期呢？我們如何有效地利用這段時間，以平衡的方式充分使自己的身體、心力、情緒、靈性得以恢復呢？我們如何才能更

有目的地規畫假期以便獲得所需的益處，好在日後對抗壓力和缺乏呢？

參考資料

* The details in this story are based on a March 4, 1997, National Transportation Safety Board（NTSB）press release（www.ntsb.gov/news/1997/970304a.htm; accessed June 19, 2012） and a personal interview between the author and a FAA/NTSB investigator.

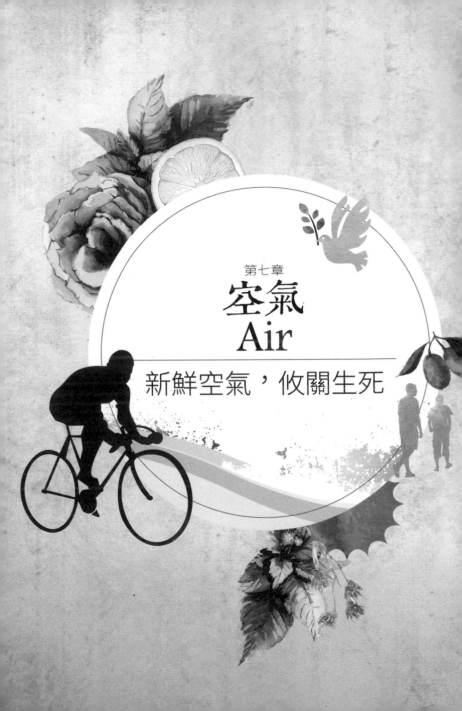

第七章

空氣
Air

新鮮空氣，攸關生死

一陣迎面襲來的涼風，令人感到神清氣爽。雖然溫度已經降到冰點，但這又有什麼關係呢！奧維爾（Orville）正在嘗試人類史上首次的飛行，而他的兄弟威爾伯（Wilbur）也尾隨在飛行器的右翼邊跑邊協助他。當時是1903年12月17日，萊特兄弟（The Wright brothers）已進行了四次雖然短暫、但具有歷史意義的飛行試驗。

這歷史性的一刻是經歷無數次努力和艱苦換來的，與此同時，那些懷疑者的批評也立刻煙消雲散了。除了萊特兄弟頑強的意志力，以及其他像奧托‧李林塔爾（Otto Lilienthal）等這些航空界的先驅所累積的經驗外，若沒有空氣以及它在物理方面所具有的「升力」特質，人類的飛行夢就永遠無法實現！升力，是一項非常複雜的物理現象，能讓鳥類和飛機凌空飛翔。空氣的其他特性更能令地球上的生物呼吸並生存。

那些早期的飛行試驗激勵了我們，讓我們心中充滿興奮和喜悅的感受。相反的，有些事故卻引發了我們心中的沮喪和絕望。比如說，1984年12月3日，午夜剛過後不久，在印度的博帕爾市，一股劇毒的煙霧從附近的殺蟲劑化工

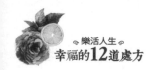
廠竄出。毒氣濃雲覆蓋了周圍30平方英哩的區域，使數千人因此死亡，並導致後來更多的人患病。專家相信隨著時間過去，還會有更多的人因這次的環境災難和嚴重的空氣污染而失去性命。清潔的空氣不但重要，也是構築所有生命呼吸的必要條件。

空氣的作用

　　大氣層中的空氣是由各種氣體混合組成的：20.98%的氧氣（O_2），0.04%的二氧化碳（CO_2），78.06%的氮氣（N_2），還有0.92%的惰性氣體，如氬氣和氦氣。氧氣是空氣中的關鍵組成部分，它能維持生命。呼吸就是讓空氣不斷進出肺臟、持續吸收氧氣，同時排出二氧化碳的循環過程。這個過程每天吸進並處理約兩萬公升的空氣。人體中的肺臟、血液和其他組織在任何時候都含有約1.89公升的氧氣。氧氣一旦進入肺臟，便會透過所謂「擴散作用」的過程進入血液。隨後心臟和循環系統便將血液輸往全身各部組織，將賦予生命的氧氣帶給組織和細胞。氧氣能藉著提高營養的新陳代謝和能量的轉移，來促進細胞內的功能。

人體的呼吸循環系統

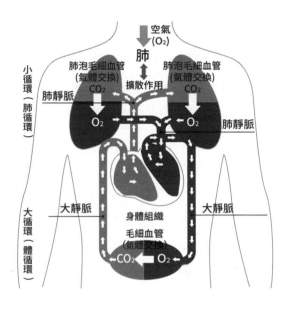

　　肺臟裡的氣體交換是通過一層約兩個細胞厚的薄壁完
成的。這些細胞將微小的肺泡和毛細血管排列，將高度含
氧的血液帶到身體的其他部位去。而廢棄的二氧化碳則從
毛細血管進入肺泡，然後從肺臟中排出。氧氣的輸送是由
數百萬計的紅血球完成的，用來滋養全身的組織和細胞。

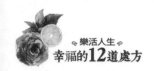
氧氣和二氧化碳的交換在幾毫秒內完成,而新獲得的氧氣在全身循環一遍也僅需要一分鐘!為了達成這樣的效率,肺臟的設計精妙無比,人的肺臟大約包含6億個肺泡。

人體需要保持正常的氧氣含量(血氧飽和度),而這是由大腦腦幹中的延髓所調節的呼吸頻率來驅動的。這些特殊的腦細胞根據身體的需要自動調節呼吸的頻率和深度。在呼吸的過程中,身體內部二氧化碳的濃度也扮演著非常重要的角色。因此對於一個健康的人來說,他是不可能出於自願而長時間停止呼吸的。如果人停止吸進新鮮空氣,那麼他血液中二氧化碳的濃度便會急劇攀升,繼而讓人產生對空氣的巨大渴望感,迫使人繼續呼吸。這種奇妙的、抑制不住的反射作用對於人維持生命至關重要。如果人停止呼吸,那麼體內的氧氣含量便會在幾分鐘內迅速降低,導致大腦發生不可逆轉的傷害,接下來便是人體的死亡。如果缺氧,那麼大腦細胞在4分鐘內便開始死亡。這個事實讓我們再次見證了美國肺臟協會格言所強調的是不爭的事實:「呼吸,是攸關生死的大事!」我們的生命需要氧氣,我們的健康需要新鮮空氣。

運動如何能帶來改變？

運動過程中，人體肌肉細胞活動增加，產生更多的二氧化碳。二氧化碳對大腦中的特殊受體和呼吸中樞產生刺激，從而提高了呼吸的頻率和深度。休息的時候呼吸頻率降低，是因為體內二氧化碳的濃度降低了。就是這種呼吸調控機制保證全身細胞獲得充足的氧氣供應。呼吸除了排出二氧化碳之外，還會讓人體失去一部分的水，這部分的水是以水蒸氣的形式排出體外的。這是人體「無形」的水分流失，之所以說無形，是因為這個過程是不可見或不明顯的。長時間急促的深呼吸會加重人體脫水的現象；這種情況可能發生在長時間運動和中暑衰竭之後，或者處於患病之時。

不要忽略空氣品質！

高品質的空氣是純淨、清潔、新鮮的。賦予生命的氧氣分子應當是未受污染的。深呼吸新鮮空氣能使人產生精神振奮的幸福感。新鮮空氣能使動植物的生長加速、品質提高，亦能促進肺臟保護性纖毛的功能。這些微小、精

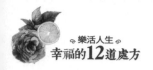
細、類似毛髮狀的組織能夠防止灰塵、細小顆粒和刺激性物質進入肺臟。良好的氧化作用能夠降低體溫並使心率平穩，有效除滅空氣中的細菌和病毒。

新鮮空氣經常受到破壞和污染。像是住所的通風設備不良，特別是在使用爐具的廚房，尤其容易發生。城市中的大型建築通常透過使用冷暖空調設備，讓空氣不斷循環，再加上城市中已存在的汽車廢氣、吸菸的煙霧、工業以及其他污染物，使得建築中的空氣品質越發惡劣。從另一方面來說，良好的空氣品質一般都存在於自然界的戶外環境，尤其是樹木（亦被稱為「地球之肺」）、綠色植物、山川、森林、海洋、湖泊、河流、瀑布等地，以及降雨之後。據估計，海洋藻類提供著地球大氣中90%的氧氣，剩下的10%則由陸地植物提供。

未被污染的新鮮空氣是令人身心振奮的！不妨留意一下，當你靠近瀑布或海洋時，你的心情是多麼興奮激動啊！這或許也是為什麼許多著名的渡假休閒勝地總是分布在山區或者海邊了。

保護我們的利益

空氣還有其他許多保護性作用。從整個地球來看，空氣和其中懸浮的水蒸氣保護地球和其上的居民免受太陽幅射和外太空真空冷凝的影響。空氣令水和其他化學物質不斷地循環，調節著地球上的氣候。在大氣層的包裹之下，地球上的生命可以在相當寬廣的緯度和溫度範圍內找到棲息之地。有些生命形式需要大量氧氣，而有些只需要一點點就夠。對於人類來說，想要得到最理想的健康狀態，新鮮、純淨、清潔的空氣是不可缺的。

空氣污染

空氣污染

高速公路、機場、密閉、通風不良的場所，這些都是空氣污染嚴重的地方。空氣污染與許多疾病的增加有關，比如說焦慮、偏頭痛、噁心、嘔吐、眼部問題、過敏、呼

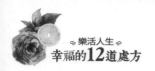
吸系統充血腫脹。據世界衛生組織估計，每年因吸入室內及室外細小污染顆粒物而死亡的人數就高達2百萬。這些細小、被稱為PM-10（直徑小於或等於十微米）的顆粒，能穿過肺泡並進入血液循環系統，導致心臟病、肺癌、哮喘、和急性下呼吸道感染。[1]每年約有6百萬人，大部分是兒童，死於急性下呼吸道感染，其中主要的元兇就是家庭中通風不

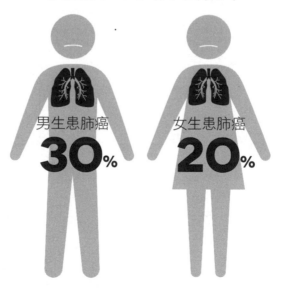

暴露於二手菸環境中

男生患肺癌
30%

女生患肺癌
20%

良的廚房設備污染。在世界的許多城市中，PM-10顆粒已超過世衛組織所定安全標準15倍以上。空氣污染導致中風、心臟病及血管類疾病的例子正在逐漸增加。此外，珍妮佛・沃伊芙教授（Jennifer Weuve）和她的同事發現，長時間暴露在空氣污染環境下，會加速老年婦女認知能力的減退，並增加患上老年癡呆的機率。❷❸❹

上面所述的這些空氣污染的結果，有時並不在個人的控制範圍之內。比如說「被動吸菸者」就是一例，所謂被動吸菸，就是被迫呼吸其他吸菸者噴吐出的二手菸。在父母或其他成員吸菸的家庭中，兒童往往成為二手菸的最大受害者。這些兒童得到下呼吸道感染和中耳炎的機率大幅增加。❺患有哮喘病的兒童亦因暴露於二手菸環境下導致發作的頻率和強度增加。另外還有證據顯示，吸菸導致的污染和嬰孩猝死綜合症之間是有關聯的。❻成年人暴露於二手菸污染下會增加他們患肺癌的幾率，如果與吸菸者生活在一起，那麼女性患上肺癌的機率會增加20%，男性則增加30%。❼工作場所吸菸帶來的污染導致不吸菸者患肺癌的機率將增加16～19%。

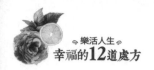
我們該怎麼做？

我們該如何做才能保證自己獲得充足的空氣，以及不可或缺的氧氣呢？避免菸草釋放的煙霧，並且盡可能地遠離空氣污染的環境。避免淺呼吸，運用腹式呼吸，經常運動。這能幫助我們充分利用肺臟的自然容量，並預防肺臟底部通氣不足。工作期間有意識地停下來，如果條件允許，到戶外去做深呼吸。良好的姿勢和腹式呼吸能夠幫助肺臟獲得理想的呼吸、換氣和血液流通。

良好的姿勢：來自美國羅馬琳達大學公共健康學院的退休名譽院長——默文·哈丁博士（Mervyn Hardinge），建議採取以下五個步驟，來幫助個人培養良好的姿勢習慣：

❶借助收縮臀部肌肉保持骨盆平坦。

❷挺胸站立，減少脊柱前傾或後仰的彎度。

❸挺胸抬頭，下巴微收，目視前方。

❹雙腳自然分開，腳尖向前，雙臂自然放在兩側。

❺經常運動，伸展並增強肌肉。

由於姿勢不良或疾病導致的胸廓收縮，會使人肺活量

良好的姿勢

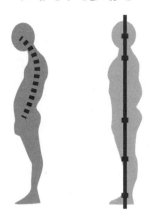

降低並使呼吸受阻。良好的姿勢能提高人的呼吸能力和運動能力。

腹式呼吸：健康的人在規律運動的同時也能增強他們呼吸系統肌肉的力量，呼吸系統中最重要的一塊肌肉就是橫膈膜。按照以下方法練習腹式呼吸：

◇站立時，雙臂努力上伸，高舉過頭。

◇閉上嘴，用鼻孔慢慢吸氣，會感覺到肋骨擴張。

◇吸氣的同時盡可能地擴張胸部，吸氣至極限時再盡量多吸一口氣。

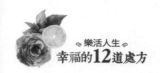

◇張口呼氣，同時彎腰，透過咳嗽將最後一點空氣排出。

◇每天早晨重複5到10遍。

腹式呼吸能夠讓空氣充滿呼吸道，並降低呼吸道感染的風險。淺呼吸每次只能讓500立方公分的空氣進出肺臟，而一次大幅度腹式呼吸卻能吸進4,000立方公分空氣，是淺呼吸的8倍。

人體對缺氧反應最為敏感的細胞是大腦細胞。大腦是人進行判斷、推理、思考、決定的中樞，是人體的司令部。為確保大腦進行最佳的氧化反應，必須避免二氧化碳、一氧化碳和其他污染性氣體干擾正常的氧氣供應。

起初

圍繞地球的大氣使我們精心設計、奇妙受造的身體得以享用生命的呼吸，一切就從我們的創造者主上帝製造那供應生命的空氣展開，「耶和華上帝用地上的塵土造人，將生氣吹在他鼻孔裡，他就成了有靈的活人，名叫亞當。」（創世記2：7）我們有特權和責任確保我們的身體獲得最純淨、最新鮮的空氣。我們還需要保護環境，無論是為

了個人還是全體，竭盡全力防止空氣污染，或者將其降到最低程度。我們自己無力做到這點，我們需要慈愛的創造主上帝賜下祂的能力和恩典。

「上帝將祂聖子這無與倫比的禮物賜給人，就是使恩惠的空氣環繞地球，與真的空氣彌漫大地無異。凡願意呼吸這賜人生命空氣的人，就可以活著，並能在基督耶穌裡面長大成人。」❽

當我們為這豐盛有活力的生命歡呼時，我們需要深呼吸，正確規律的運動，享受大自然的美好，並且永遠不要忘記住在我們心裡與我們同在的神──祂是生命之氣息。

生活應用問題

當我思想大氣中的二氧化碳如何奇妙地轉化成氧氣，維持我的生命時，我最先想到的是什麼呢？當我想到體內精密的設計，使我能夠以適當的頻率和深度呼吸，以獲得足夠的氧氣維持生命時，我該對創造我的主有何回饋呢？對於上帝所賜的奇妙禮物，我該如何從言語和行為兩方面讚美感謝祂呢？

我該如何確保，我確實善用了自己肺臟裡3,500立方

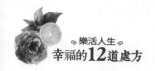

公分空氣容量呢？要知道人們平時大都進行的淺呼吸，只能利用肺臟容量的很小部分。「腹式呼吸」是
什麼意思？我該如何鍛鍊來促進深呼吸呢？

小組討論

山繆每天上班途中都會在街角看到一群等待別人雇傭
的人。他注意到他們大多數人都在吸菸或咀嚼菸葉。
他該如何幫助他們，使他們認識到菸草對健康的危害
呢？他是否可以在教會組織戒菸班，邀請他們來參加
並獲益呢？散發宣傳戒菸的單張或小冊子能產生什麼
影響呢？

朱莉亞久坐後便會呵欠連連。她是否因為坐得太久而
呼吸不暢呢？她的坐姿和行走的姿勢有什麼可以改進
的地方？每半小時站起來活動對一個人有何好處？

我們能為減輕全球空氣污染作出哪些貢獻？我們對汽
車、電力以及其他能源的使用，是否也會給大氣污染
帶來影響？我們是否可以參與某些網路論壇，宣導空
氣保護，比如勸阻別人不要在公共場所吸菸呢？哪些
樹木或灌木有助於淨化空氣？我們是否有計劃在自己
的院子裡、公園或社區其他場所栽種這樣的植物呢？

參考資料

❶World Health Organization, "Tackling the global clean air challenge," Press Release September 2011; http://bit.ly/p90Y2g. Accessed April 4, 2012.

❷J. Weuve, et al, "Exposure to particulate air pollution and cognitive decline in older women," Archives of Internal Medicine, 2012; 172（3）, pp. 219-227.

❸G. A. Wellenius, et al, "Ambient air pollution and the risk of ischemic stroke," Archives of Internal Medicine, 2012; 172（3）, pp. 229-234.

❹R. Bhatia, "Policy and regulatory action can reduce harms from particulate pollution," Archives of Internal Medicine, 2012; 172（3）, pp. 227, 228.

❺D. P. Strachan, A. G. Cook, "Parental smoking and lower respiratory illness in infancy and early childhood," Thorax, 1997, 52: pp. 905-914.

❻Ibid., pp. 1081-1094.

❼A. K. Hackshaw, et al, "The accumulated evidence on lung cancer and environmental tobacco smoke," British Medical Journal, 1997, 315: pp. 980-988.

❽Ellen G. White, Steps to Christ（Hagerstown, Md.: Review and Herald Publishing Association, 1956）, p. 68.

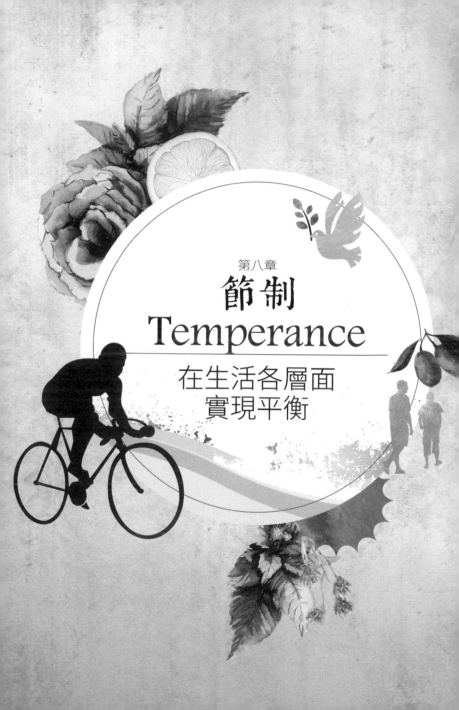

第八章

節制
Temperance

在生活各層面
實現平衡

　　這幅場景真是令人心痛絕望、意志消沉。孩子們因家庭的變故哭泣不已，從今往後可能再也沒有生活的舒適和情感的安全。旁邊是一位飽受挫折的母親，情緒激動，滿心怨憤，她自言自語道：「我實在無法忍受了！再也不能這樣下去了！」喬——這個沉溺於飲酒的父親和丈夫又再次失業了。

　　喬平時和藹可親，說話溫柔，是個慈祥的父親和體貼的丈夫，但這都是在他不喝酒的時候。他還是個身手矯健的運動員，在他們鎮上的運動圈子頗受人歡迎與愛戴。他常受邀參加當地高爾夫或其他體育賽事的慶祝活動。當他沉溺飲酒之後，他換了一份又一份的工作，他失去的不僅是經濟上的保障，連從前他的許多朋友也都離他而去了。

　　喬的問題不僅僅是酒癮，他還吸菸。即便是被診斷出患了喉癌，也只能讓他在幾個月的時間內不吸菸。心臟病和癌症這些危及生命的疾病通常只能讓喬在短時間內改變生活方式。現實非常殘酷，為要改變長期形成的習慣，還需要更多的努力。喬悲慘的故事證明了這一點，他無數次下定決心要改變，但每次改變能持續的時間總是很短暫，

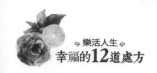

他經常這樣說：「我能控制菸草和酒精，它們絕不是我的主人！」但悲慘的事實擺在眼前，這些惡習就是喬的主人，他是它們的奴隸。

喬沉溺於酒精所造成的難題影響了許多人，尤其是他的家人。他四個孩子中有兩個長大成人後，不幸地他們也變成了酗酒者。

「節制」的定義

「節制」的定義因人而異。對有些人來說，節制一詞讓人想到各樣禁制令實行的時代（當時法律禁止飲酒）；對於另一些人來說，節制與那些在兒童和青少年時期，被禁止遠離酒精、菸草、及毒品有關。對許多文化和團體而言，「節制」已經成為一個被遺忘、甚至不合時宜的詞，是一個屬於過去時代的詞彙。那麼，節制是否仍適用於我們今天的生活呢？

韋氏大字典給「節制」的定義是：「在行為、思想或感情上溫和適度，或者禁絕令人醉酒的飲料。」這個定義包括行為和態度兩方面，尤其提到應當避免酒精類飲料。

這樣的定義是否涵蓋全部呢？為了在生活中達到真正的平衡，我們需要處理生活的所有層面，在所有事上實現平衡。下面這個定義或許能讓我們更加接近生活中的完全：

「真正的節制就是教導我們棄絕一切有害的，並且明智而審慎地使用一切於我們有益的。」[1]這個定義暗示了一種生活方式，把某些物質和行為加以對照，即便是有益的，過量也有危害！

我們最好把自己的生活和物品列一個清單，看看我們是否在吃喝、工作、娛樂、睡覺，以及任何生活層面有過分之舉。我們很容易給周圍的人列清單，別人該吃什麼、喝什麼、想什麼、開什麼車、穿什麼衣服……等等。炫耀性質的消費在某些社會中是很明顯的，我們不難辨別哪些是過度的行為。難的是分析我們自己的態度和行為，看看我們的生活是否處於平衡之中。

但令這些事情更加複雜和麻煩的是，許多人把某些有害的習慣和生活方式，當成是值得艷羨追求的目標，甚至認為它們是對人有益的。在許多國家和社會中，菸草和酒精符合法律，購買自由，少有限制。結果，它們在全球各

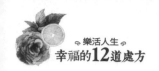
個社會和文化中牢牢佔據一席之地，所有人都忽略了以下事實，菸草是人類可預防性死亡的主要原因，而酒精也排在第三位！廣告的誘惑，加上商業利益的束縛，與這一悲慘景況有很大的關係，然而實際上我們個人的選擇在這其中也扮演著重要的作用。

做出明智選擇的其中一個要訣，就是必須盡可能多方面地瞭解相關資訊，接下來，讓我們來看看有關酒精和菸草的一些資訊吧！

酒精消耗和全球健康

酒精的消耗在不同國家有很大的區別，這取決於各國的文化傳統。在已開發國家和新興經濟體之間也會有所不同。酒精與菸草一樣，被大量出口到開發中國家，使這些國家原先資源就不足的醫療體系負擔更加沉重。根據世界衛生組織2011年2月在日內瓦公布的「酒精與健康全球現狀報告」顯示：❷

每年全球約有250萬人死於和酒精相關的疾病。

🍷55%的成年人喝酒。

🍷全球總死亡人數的4%與酒精造成的傷害、癌症、心血管疾病和肝硬化有關。

🍷從全球來看，男性總死亡人數中，有6.2%與酒精有關，女性則為1.1%。

🍷在俄羅斯聯邦和周圍鄰國之中，每5名男性之中便有1名的死因和酒精有關。

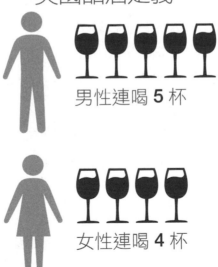

美國酗酒定義

男性連喝 **5** 杯

女性連喝 **4** 杯

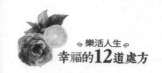

　　就像前面提到的，酒精消費的程度雖各不相同，但是據世界衛生組織❸在2001至2005年公布的統計數字顯示，全球15歲以上的人，平均每人每年就消耗約6.13升純酒精。這樣的消耗量似乎在美國、歐洲、東地中海地區和西太平洋地區更為明顯；然而，該報告也提到非洲和東南亞地區的酒精消耗量均有增加。當人們開始酗酒時，健康風險便會顯著上升，換句話說，喝酒喝到醉酒的地步時，風險最大。世界上不同區域對於酗酒的定義也不同：在美國，男性連喝5杯、女性連喝4杯即為酗酒；但對澳洲而言，在同一個場合超過4杯酒即為酗酒。酗酒在世界許多地區均呈現上升趨勢，尤其是在青年人中，然而所有年齡層無不受到其影響。❹

　　最近一本有關研究和公共政策的書中披露一些訊息：「對於許多社會和健康問題，酒精都是個危險因素。……它是造成全球4%的死亡人數，和全球4.6%疾病的肇因。酒精和菸草是所有可預防性死亡和失控事件的主因之一。」❺

　　因此酒精絕不是一般的商品，它是極具危險性的。

飲酒成癮的危險

酒精是眾所周知的成癮物質。一個人變成酒鬼（較委婉的說法是「問題飲酒者」）的可能性取決於多種因素。人一生中成為酗酒者的機率為13%（每100個喝酒的人中，有13個會成為酗酒者）。如果一個人的一級親屬（父親、母親、叔伯、姑姨、祖父母）中有酗酒傾向，那麼這個人酗酒的機率便會加倍。如果第一次喝酒的年齡是在14歲之前，那麼他將來形成酗酒傾向的機率便增加到40%或以上！❻這表明從幼年起對兒童進行遠離酒精教育，以及在有責任感的成年人與青少年之間，去建立關係和促進溝通的重要性。社會的支持能夠培養青少年的抗壓性，使他們在面臨同儕壓力的時候能夠應對艱難的決定和選擇。另外，無論是對於青年還是上了年紀的人，他們若想得到保護，便極需一套正確的價值觀，像是《聖經》的原則以及與復活的救主同行。

酒和癌症

癌症是全球致死率最高的疾病之一。同時，癌症在歐盟亦是在尋常死因中高居第二的疾病。歐盟每年有250萬人

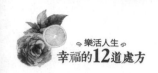
死於癌症，這裡突顯了飲酒與癌症之間的連帶關係。據統
計，10%的男性癌症病人和3%的女性癌症病人，他們的疾
病都與飲酒有直接的關係。據更進一步的調查指出，藉由
選擇更健康的生活方式，歐盟30%的癌症病例是可以避免
的。然而，2010年歐洲民意調查報告卻顯示，歐洲每5位公
民中，就有1名不相信癌症和酒有關；每10人中就有1人
完全不知道飲酒還能引起癌症。❼不幸的是，無知並不能使
我們免於承擔結果。

充分實證顯示，酒精與女性的乳腺癌以及男女結腸癌
有關。世界癌症研究基金會分別在2007和2011年總結並報
導了這些發現。❽這些報告以及其他科學研究均力陳，在避
免酒精致癌效應上，沒有所謂的安全範圍或安全劑量。這
就讓人們不得不嚴肅思考所謂飲用某些酒有益健康——特
別是有益心臟健康——的任何建議了，畢竟酒精的副作用
是真實存在並且十分危險的。

酒與社會安全

眾所周知，飲酒幾乎與所有類型的事故都有關聯（且

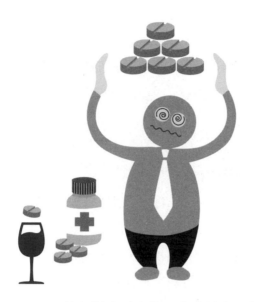

經常是肇事主因），比如說交通事故，家庭暴力、謀殺、強
姦，以及其他犯罪行為。2010年，大衛·納特教授（David
Nutt）和同事們在頂尖的醫學期刊「刺胳針」（又名：柳葉刀，
The Lancet）發表了分析報告，文中指出，酒精在英國造成的
危害，總體來說已經超過了海洛因和古柯鹼。這是是因為
研究人員將重點集中在毒品／毒素為個人以及他人（包括家
庭、社區和社會）造成的危害上。海洛因、古柯鹼、安非他命
（冰毒）是三種對個人危害最大的毒品。❾

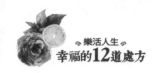

　　酒精還是世界上造成可預防性智力遲緩的首要因素。這是因為酒精可以很容易地穿過胎盤，損害胎兒正在發育中的大腦。再次強調，對於懷孕期間的女性，沒有所謂的酒精安全飲用量。❿

酒精和心臟健康

　　過去30年來，酒一直被刻意塑造為一種對心臟有益、並能幫助預防冠狀動脈疾病的飲品。流行雜誌和醫學期刊上與此有關的報導不勝枚舉。這些所謂的科學研究沒有一項是在可控、隨機取樣，且具前瞻性的過程中取得分析，因此更加容易落入「混淆性因素」的主觀分析。混淆性因素是指那些讓資料分析結果更難處理，並可能導致錯誤結論的因素。納伊米（Naimi）和其他研究人員在2005年的研究中指出，適度飲酒有益健康的研究，報告中有一大部分都是以這些「混淆性因素」做出的結果。⓫同一時期還有其他研究提出說許多不喝酒的人患心臟病的風險更高。但還有一個事實也必須同時提出，這些研究觀察對象大多都是未受過高等教育，少有機會接觸到衛生保健和醫療保險，且

出身於較貧困的社會階層。有些所謂不喝酒的研究對象群組，有一部分人在參加調查前是喝酒的，但為了健康原因停止了喝酒。**⑫**伯里斯‧漢塞爾博士（Boris Hansel）最近發表的論文進一步證明，**所謂適量飲酒有益心臟的真實原因，不是因為酒精具有保護心臟的作用，而是這些飲酒的研究對象還有其他優於不飲酒對象的健康生活方式**，比如說運動和飲食，是這些行為讓他們的平均健康狀況超過了那些不喝酒的人。**⑬**

總而言之，考慮到飲酒的巨大健康風險，各方均不應再宣揚其所謂喝酒有益健康的論調，畢竟人們還可以用其他經過證明的、更安全有效的方法去預防心臟病，比如說每天的運動和健康的飲食。

菸草——奪命殺手

除了酒精之外，世界上還有一種致命、卻能輕易取得的毒品公開販售，那就是菸草。這種毒品形式多樣化：捲菸、咀嚼、用鼻吸入，還有水菸。然而無論是哪種方式，它都是有害的，並讓使用者承受巨大的健康風險，甚至處

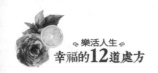

於死亡邊緣。每2名使用菸草的人,就有一個死於它的手上,然而它仍舊如此流行,這豈不令人感到驚訝!

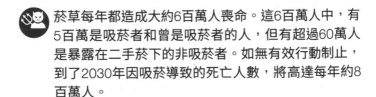

菸草每年都造成大約6百萬人喪命。這6百萬人中,有5百萬是吸菸者和曾是吸菸者的人,但有超過60萬人是暴露在二手菸下的非吸菸者。如無有效行動制止,到了2030年因吸菸導致的死亡人數,將高達每年約8百萬人。

世界十億吸菸者中,約有80%生活在中低收入國家。

全球菸草的消費量逐年增加。

大約每6秒鐘,就有一人因為吸菸或相關原因而死。

目前吸菸的人中,將近半數最終將死於和吸菸有關的疾病。

菸草是一種慢性殺手。從初次吸菸到最終健康出現重大問題,吸菸者要經歷相當長的時間。菸草是全球有史以來最為嚴重的公共健康危害之一,它不僅讓主動吸菸者死亡,還經常影響那些被動吸菸者的健康,甚至讓他們也因此喪命。

二手菸的定義是，在飯店、辦公室、家庭以及任何封閉性場所內，不吸菸者被動的暴露在由捲菸、雪茄、菸斗、水菸等菸草產品經過燃燒後，所釋放的煙霧之中。對於二手菸者來說，沒有所謂的安全劑量。研究已經證明，二手菸會引發心血管和呼吸道疾病，包括冠心病和肺癌。此外，二手菸還和嬰兒猝死綜合症有關，並會導致新生兒體重偏低。暴露於二手菸下的兒童，在上下呼吸道感染的患病率亦會增高。

無論是主動還是被動吸菸，這些併發症的產生都是由於菸草燃燒時會釋放出多種毒素、化學物質和尼古丁所致。菸草燃燒產生的煙霧中有2千多種化學物質；其中至少250種已被證明是有害物質，其中50多種被證明為致癌物（誘導腫瘤產生）。

菸草是一種「誘導性毒品」。[14]這是什麼意思呢？吸菸的人較一般人更容易使用毒品並對其成癮，如大麻、甲基安非他命、古柯鹼、及海洛因。考慮到全球許多地區青少年吸菸越來越普遍，上述問題就變得尤為重大。青少年初次吸菸的年齡越來越早。個人初次吸菸年齡越低，他長期

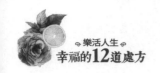

對菸草成癮的可能性就越大。總而言之,酒精和菸草都是極其危險的物質。科學證據及公共健康統計均證明,這兩種物質是當今全球兩大主要殺手。當然,是否要容許這兩種毒品轄制自己,完全取決於個人的選擇,**但在選擇的過程中,節制卻是不可或缺的幫手:它有助於我們棄絕一切有害物質!**事實顯然已經說明了一切!

真正均衡的生活

喬的故事讓我們看到,如果不能避免一切有害的東西,結果會是何等悲慘。當我們審視自己生活的時候,或許會發現一些缺乏平衡的領域,譬如睡眠嚴重不足,工作過於勞累,缺乏運動(或者運動過量),吃的太多等等。我們或許還會濫用社交媒體和網路,被其中一些色情內容所引誘。這些科技從其本身來說是好的,但若未能審慎節制使用,便存有潛在的成癮性。全能者上帝充滿慈愛,祂不僅創造了我們,也維持著我們的生命,並加強我們的意志和能力,使我們做出明智的選擇。我們若不立志倚靠祂,即便是在我們中間意志最頑強的人,也無法在所有事上達到

真正的平衡。

請記住保羅在《聖經》中的勸勉：「所以，你們或吃或喝，無論作什麼，都要為榮耀上帝而行。」（哥林多前書10：31）。很幸運，保羅知道這是個極高的要求，於是便將獲得能力和成功的祕訣告訴我們：「我靠著那加給我力量的，凡事都能作。」（腓立比書4：13）

令人振奮的是我們要時時謹記，幫助向來離我們不遠，這會讓我們充滿信心。「其實祂（上帝）離我們各人不遠，我們生活、動作、存留都在乎祂。」（使徒行傳17：27－28）我們恩慈的天父正準備著引導我們的選擇，確保我們在生活中實現持久、真實、成功的平衡。這個呼召真是值得我們為之歡呼！

生活應用問題

 某些文章宣稱適量飲酒有益心臟健康，我會受這種觀點影響嗎？我能列舉出哪些證據來戳穿這些謊言呢？如果我為了應酬，只是象徵性地喝一點酒，那我對酒上癮的機率有多大呢？我的一級親屬（父母親，祖父母）中是否有人對酒精上癮呢？如果有，我是否有可

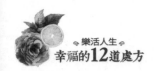
能受他們的影響呢？

我生活中有哪些失去控制、或者未明智處理或使用的事物？我是否工作過量，睡得太少，吃得太多，或者缺乏運動呢？我對休閒時間的使用是否明智呢？我是否把太多的時間用在電子媒體上，而太少花時間去培養我與救主之間，以及周遭親友的關係呢？當我意識到需要做出改變時，我是否記得那能將我所需之力賜給我的上帝呢？我是否向祂祈求這種能力呢？

小組討論

一群來自當地教會學校的學生們參加了一場宴會，結果卻喝得酩酊大醉，這還是在信徒家中舉行的聚會。如果有人邀請我們到學校裡給孩子們說明酒精的危害，我們該強調本章內容的哪些重點呢？我們所表現出來的節制是否能給他們樹立一個榜樣呢？

在我們的家庭、教會或社區中，我們如何降低兒童和青少年因受同儕影響而涉及菸草、酒精和其他毒品的機會呢？我們是否認識他們，經常打招呼，並且與他們交朋友呢？他們認不認識我們呢？是否足夠尊重熟悉彼此，以致覺得如果沉溺這些行為，便會讓我們感到失望呢？

參考資料

❶ Ellen G. White, Patriarchs and Prophets （Nampa, Id.: Pacific Press Publishing Association, 2002）, p. 562.

❷ World Health Organization, "Global Status Report on Alcohol and Health" （2011）; www.who.int/substance_abuse/publications/global_alcohol_report/en. Accessed online April 4, 2012.

❸ Ibid.

❹ Ibid.

❺ Thomas Babor et al. Alcohol, No Ordinary Commodity, second edition （New York: Oxford University Press, 2010）, p. 70.

❻ Richard K. Ries et al. Principles of Addiction Medicine, fourth edition （Philadelphia, Penn.: Wolters Kluwer/Lippincott Williams & Wilkins, 2009）.

❼ European Alcohol Policy Alliance, "Alcohol and cancer—the forgotten link" （May 2011）, www.eurocare.org/library/latest_news/alcohol_and_cancer_the_forgotten_link. Accessed April 5, 2012.

❽ World Cancer Research Fund International; www.wcrf.org. Accessed April 5, 2012.

❾ David Nutt et al. "Drug Harms in the UK: A multi-criteria analysis," The Lancet, early online publication, November 1, 2010.

❿ Thomas Babor et al. Alcohol, No Ordinary Commodity, second edition （New York: Oxford University Press, 2010）, p. 1393.

⓫ Timothy S. Naimi et al. "Cardiovascular Risk Factors and Confounders Among Nondrinking and Moderate Drinking US Adults," American Journal of Preventive Medicine, 2005; 28（4）.

⓬ Kaye Middleton Fillmore et al. "Moderate Alcohol Use and Reduced Mortality Risk: Systematic Error in Prospective Studies," Addiction Research and Theory, 1-31, preview article.

⓭ Boris Hansel et al. European Journal of Clinical Nutrition, 64 （June 2010）, pp. 561-568.

⓮ World Health Organization, Fact Sheets, Tobacco," July 2011; www.who.int/mediacentre/factsheets/fs339/en/index.html. Accessed April 5, 2012. See also Omar Sharey, Michael Eriksen, Hana Ross, Judith MacKay, The Tobacco Atlas, third edition, American Cancer Society, 2009.

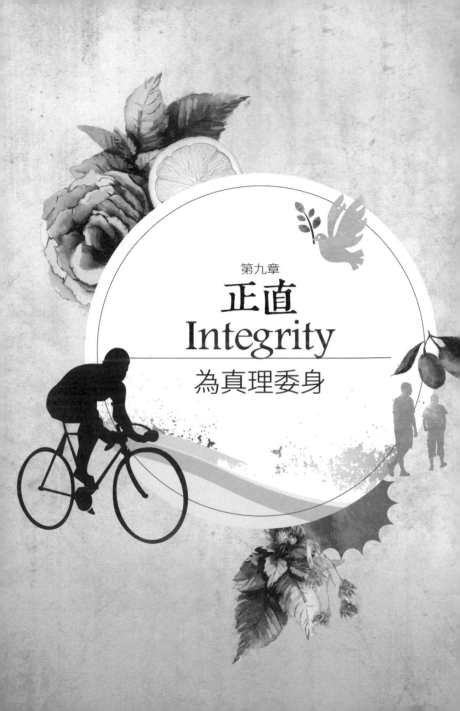

第九章

正直
Integrity

為真理委身

時值1953年5月，這一日是英國探險隊第九次嘗試登頂世界最高峰——聖母峰（又名：珠穆朗瑪峰，Everest）。探險隊隊長名叫約翰·亨特（John Hunt），登山隊員二人一組的分成了數個小組。湯姆·伯丁倫（Tom Bourdillon）和他的隊友查理·伊萬（Charles Evans）來到了距頂峰300英尺不到的地方。氧氣裝備不足迫使他們返回營地，但他們開出了一條路，並且留下了一些裝備。這些有利條件使得艾德蒙·希拉蕊（Edmund Hillary）和泰森·諾爾蓋（Tensing Norgay）成功登頂。在1953年6月2日這一天，當英國數以百萬計的民眾正為女王伊利莎白二世加冕慶祝時，探險隊成功登頂聖母峰的消息讓民眾更加欣喜若狂。

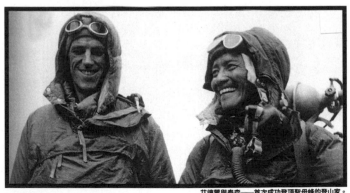

艾德蒙與泰森——首次成功登頂聖母峰的登山家。

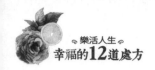

　　數年來，成功登頂聖母峰的行動都被新聞媒體讚許為「團隊努力」的展現，報導的方向標題則是「我們共同登上了聖母峰。」然而，過了幾年泰森・諾爾蓋說：「只有真相才能配得上聖母峰，」他隨後表示，是艾德蒙・希拉蕊首先登上聖母峰的。這樣的坦白和誠實表明了泰森・諾爾蓋先生的正直。

　　將正直列為能否擁有健康的重要因素之一，在有些人看來似乎很突兀。其實，正直是一種積極有效的因素，能夠在我們實踐健康原則過程中發揮重要作用。

　　正直和誠實之間的區別有時似乎很模糊。正直是理論與實踐兩端在生活中的一種調和。它是一種澄明的信念，能夠界定我們的所有行為。當我們的言行之間存在差異，就表明我們需要正直。

　　在雅虎網頁論壇的「雅虎知識堂」上，有人提問關於誠實和正直的定義，以及它們兩者之間的區別。下面是其中兩則回應：

　　「誠實的意思是，無論你做的是對是錯，你都實話實說。換句話說，你不撒謊。」

「正直的意思是，你堅守道德觀念或榮譽準則，不做任何你覺得有損人格的事。」

雖然不是字典的解釋，但這些雅虎論壇上的回答表明了正直在決定我們行為過程中的作用。誠實會使人承認自己的過錯，但卻不足以影響一人使其導正行為。正直則意味著一個人言行一致地對他所奉為圭臬的原則委身。

當印度國父，也是偉大的政治家莫罕達斯·甘地（Mahatma Gandhi）那時還只是南非一名年輕律師的時候，他便已決心投身正義，並以身作則教導別人看見正直的影響和力量。喬治·路德維格（George Ludwig）講述了下面這個故事：

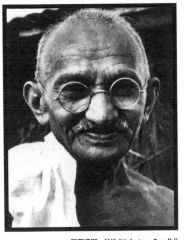

莫罕達斯·甘地 (Mahatma Gandhi)

「一位母親帶著她的孩子來見甘地，請他告訴男孩不要吃糖，因為這會影響他的食欲並腐蝕他正在發育的牙

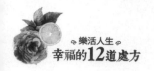

齒。結果甘地答道：『我現在還不能對他這樣說，但你可以一個月後帶他來見我。』

說完甘地便走了，把這位母親晾在一邊，她非常生氣。她走了很遠的路來見甘地，滿心盼望這位偉大的領袖能幫助她教導自己的孩子。她帶的錢不多，於是只得起身回家。一個月後，她再次帶著孩子來見甘地，不知道會有什麼結果。

偉大的甘地握住孩子的雙手，蹲下身來，言語柔和地與他說：『我的孩子，以後不要再吃糖了，這對你不好。』說完，抱了抱他，然後把他交還給他的母親。這位母親心中既感恩，又充滿困惑，『你為什麼不在一個月前說這番話呢？』

甘地答道：『是這樣的，一個月前，我自己也還在吃糖。』」●你看，榜樣和正直中蘊涵著多麼大的力量啊！

正直和公共健康

正直既能影響個人的健康，又能影響集體的健康，因為它要求人忠於、並恪守信念和行為兩方面的誠實原則。

　　事關集體健康，我們有必要認識價值、道德、倫理和信念之中的所有層面、包括細節的意義。實際上，公共健康領導協會在2002年公布了「公共健康道德實踐原則」，這份聲明意謂著提倡公共健康之人對於行為準則達成了共識。❷我們不妨來檢視這12條原則中的其中幾項。

　　這些意見中的第一項強調的是個人健康和狀態，**「人類有權獲得能維持健康的必要資源。」**

　　這是對聯合國「世界人權宣言」第25條的一種肯定。這種觀點會影響我們如何生活並形成健康原則的許多層面，像是為健康教育提供基礎。此外，它會對人們的道德行為產生重大影響，並突顯正直的意義，而這正是促進一個健康社會應有的作為。

　　第二項原則著重於我們的社區，**「人類的天性是群居並相互倚賴的。」**

　　正如該文所指出的，「在關注人類個別性，以及其為自己作決定的權利時，必須要考量到自己的行為將對他人產生影響的事實。」

　　我們若接受這個觀點，就會浮現許多關乎正直的議

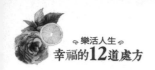

題，如我們如何處理類似吸菸和預防接種，以及它們對公共健康之影響。舉例來說，就免疫接種計畫而論，當我們考慮到自己對於那些接受或拒絕接種之人的責任時，這便會考驗我們的正直。我們應該記得最近麻疹的爆發以及和它相關的患病率和死亡率。一些宗教人士拒絕自己和自己的孩子接種疫苗，我們還應考慮到他們的感受。

這樣的信念亦會對藥物在取得方式的管理提出質疑。這些東西包括處方藥、酒精，以及經常被當作所謂「娛樂」性質的物質。

正直要求我們在一切所行的事上，絕對的透明、負責，同時它也是衡量我們可信度的標準。反之，正直與信賴緊密相關，它能加強我們在醫療衛生體系、醫師、和綜合醫療保健人員等領域的工作和效率。

該協會所提的12項原則還包括社會對於合作的需要，這是有效支持群體健康的重要因素。合作成為一項與正直有關的事，為要平衡個人偏見和欲望，與集體需要之間的矛盾之處。正如「12條原則」文中所陳述的，「人類倚賴於他們實質的環境」，因此我們有責任保護並維持我們的

環境。正直原則要求我們這樣做。

既然認同每一個體所擁有的價值，我們就要確保所有人都有發聲的權利，並讓這聲音在大眾論談中能夠被聽見。這個行動看上去相當不錯，但有時就健康議題來說，我們每個人都能強烈地感覺到，我們不太能容忍別人的意見和觀點。但如果我們宣稱自己相信個體的價值，正直便要求我們給別人機會，並聽取別人的觀點。正直要求人與人之間互相寬容，即便我們不同意別人的觀點也當如此。

「公共健康道德實踐原則」的另一個觀點是「確認並督促群體健康的基本要求」。

我們經常用個人偏好來代替團體需要，強調那些周邊、次要、細微的事物，卻忽略了重要的領域。這類個人偏見的典型表現，就是去提倡、強調避免使用豆製品，乳製品，或者某種油脂製品等，但與此同時，卻忽略了世界上許多地區長期處於饑荒、乾旱、貧困和食物短缺的境況之中。正直要求我們在教導、實踐並主張某種健康原則的時候保持平衡。

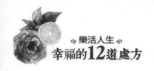

正直和個人健康

正直不僅影響公共健康，也影響個人健康。它教導我們認識到我們共同的脆弱和與生俱來的弱點，但同時也讓我們看到自己作為人類所擁有的、不可剝奪的權利，以及內在價值和平等的共通性。這樣的見解會影響我們對於團體的信念，在自己家庭中對於親屬的信念，以及對於整個社會的信念。**如果我們擁有足夠的正直，我們就不會將自己的觀點強加於人，亦不會因別人的觀點而自我貶抑，那麼這個世界上許多心理方面的疾病便可避免了。**

按原則而非輿論行動

對於依據原則而採取行動的人，正直可以讓他們具有敏銳的觀察力。人很容易扭曲事實，尤其是在涉及個人行為的時候。

這個問題由來已久。人類特別容易分心。米開朗基羅——這位世上空前絕後、最負盛名的藝術家寫道：「這世界充斥的各種瑣事剝奪了我本應用來默想上帝的時間。」正直能讓我們把思想集中在真理、有意義、有價值、及現

實的事上。當我們以此種方法提出有關健康的問題時，我們發現大多數時候我們對待自己並不誠實。如果我們真正誠實，那些平庸、瑣碎、膚淺、無聊、低下，甚至完全愚蠢的騙術就再也不能迷惑我們。正直幫助我們審視證據，並意識到自己的偏見。正直要求我們建立崇高的標準，並要求我們將自己的觀點建立在證據而非幻想之上。實際上，正直否定了我們的虛偽。

正直幫助我們避免麻煩

你可曾想過有多少成癮者踏上滅亡之路，是因為他們對於那些自己清楚的危險選擇了忽視？持守正直原則讓千百萬人拒絕毒品，雖然毒品帶來的短暫享受充滿誘惑。

多少吸菸的人為了表現自己「合乎時尚」或顯得世故成熟而忽略了那些眾所周知的傷害？因無知成為癮君子，和故意忽略真理而成癮，兩者之間是有很大區別的。

所有喝過酒的人中，7%會染上酒癮，15%會遭遇和酒精有關的各種問題，比如說肢體暴力、性虐待以及交通事故，當我們了解這些事實之後，❸如果再拿酒或含有酒精的

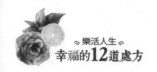
飲料給別人喝，難道還不該質疑自己的正直嗎？

　　與正直原則有關的領域中，或許最危險的就是性行為了。眼下整個社會單親家庭已經越來越多，單親兒童面臨沉重的不安全感和心理障礙，媒體卻還在推波助瀾，讓人們把婚外情當作微不足道的小事，並鼓勵性放縱。這引發了一個社會整體性正直的問題。1981年6月6日，美國疾病控制中心公布了一種綜合症。報告指出，有五名男性青年患上了一種後天性免疫系統缺陷症候群❹，簡稱「愛滋病」（AIDS）。從那時起，數百萬人死亡，另有數百萬人身上帶著病毒苟延殘喘。在非洲，此疾病已經導致1,500多萬名兒童成為孤兒。

　　愛滋病病毒／愛滋病（HIV/AIDS）衍生出許多有關社會整體正直性的爭議，比如說醫生拒絕接診愛滋病人，醫藥行業大肆抬高抗愛滋病藥物價格，某些政府拒絕承認自己國內有愛滋病例存在，以及那些管控血液製品、不積極行動、導致數百人感染愛滋病毒的相關單位。

　　愛滋病也在挑戰著個人的正直原則：有人故意將自己的病毒傳染給別人；性伴侶之間拒絕使用具保護作用的保

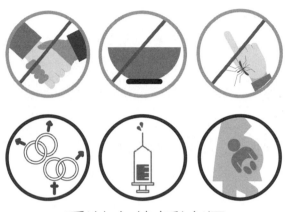

愛滋病傳播途徑

險套；牧師在尚未充分了解的情況下，便嘗試調解其教區
信徒的婚姻狀況。然而真正應該重視並強調的，乃是單身
或已婚人們在兩性的放縱行為中，所欠缺的正直原則。

　　正直影響著生活的許多層面。我們傾向於把我們的行
為劃分為工作、教會、社會、理智等領域，當我們無法將
這幾個領域整合時，其追根究底的結果就是在正直原則上
出了問題。正直是良好的心理健康、可靠的人際關係，以
及負責任之行為的基礎。

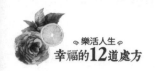

仁慈和饒恕

　　每個人或多或少都曾經在某些事情上，無法完全做到符合正直原則的標準。或許因著我們慘痛的失敗，導致某人因此而受苦；或許我們可能因此而一直背負著內疚與悔恨的重擔。

　　對個人而言，饒恕他人不是件容易的事，但是耶穌基督卻為我們指出了一位樂於饒恕的上帝。耶穌降世為人，甘願犧牲，彰顯了上帝的恩典。這個世界上所有的宗教都教導人饒恕是可以實現的。有些宗教要求相信的人苦修，然而耶穌基督只要求人痛悔。

　　藉著恩典這項恩賜，上帝廣施仁慈和饒恕。即便在這方面，正直也是不可或缺的。我們必須足夠正直，好承認自己的錯行；只有憑藉認罪，我們才能獲得恩典所應許的平安與寧靜。如果我們想要擁有完完整整的健康人生，正直是必不可少的條件。

生活應用問題

 我是否覺得自己是個誠實的人呢？我信奉什麼道德觀，防止自己做出任何與榮譽準則不符的事呢？這套價值觀念的根源是什麼？

我該如何確保別人相信，我對他們所說的話是為了他們的最大利益，而不是出於想強行展示我的個人觀點呢？我是否只管提倡健康習慣和飲食原則，而不考慮它們適不適合別人所處的既定環境，反正自己又非身在其中呢？即便我確認自己是正確的，我是否承認別人有堅持自己觀點的權利呢？

我的哪些個人選擇，雖然與事實相違背，但卻令我欲罷不能，只因為它們是我想做的事呢？本書列出的哪些證據是我不會理睬的，因為我很難、或者不願將某些原則應用於我的生活方式中呢？

我是否違背過自己的榮譽準則呢？我是否要承認自己的錯行呢？我因未達到自己的價值標準而心感愧疚，我該如何對待這種情緒呢？我是否因此自怨自艾來懲罰自己，或者一再重複相同的錯誤呢？還是我可以接受耶穌白白提供的慈悲和饒恕呢？

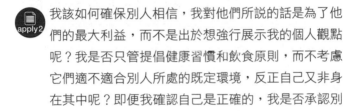

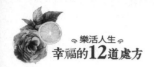

小組討論

 當我們想到個人健康時,是否也將團體的需要以及個人選擇會對別人造成的影響都考慮在內呢?關於個人衛生,比如說勤洗手以及患病時與他人保持距離,我們所做出的選擇,會給所屬的團體帶來哪些積極的影響?有些行為能給個人帶來快樂,卻也能給他人造成消極影響,我們會對哪些這樣的行為感到羞恥呢?

 有位地方教會健康事工領袖經常來給信徒們講課,課程期間她向大家提倡全素飲食。此外,雖然她明知許多信徒無力購買昂貴的有機食品,但她仍舊說有機食品好。但是有時候,她又邀請一些人和她一起去冰淇淋店吃冰淇淋,聲稱這是「小小的犒賞」。我們的生活方式中有哪些實際行為與自己所宣傳的「主張」互相矛盾?我們是否真是「言行一致」的人?

參考資料

❶ George Ludwig, "Leadership 101: Integrity by Example," www.evancarmichael.com/
   Sales/3443/Leadership 101 Integrity by Example.html. Accessed June 12, 2012.
❷ Public Health Leadership Society, "Principles of the Ethical Practice of Public Health,
   2002; http://phls.org/CMSuploads/Principles-of the Ethical Practice of PH Version 2.2
   68496.pdf. Accessed May 3, 2012.
❸ Journal of Substance Abuse, vol. 9 （Elsevier Inc., 1997） pp.107-110.
❹ Centers for Disease Control, Morbidity and Mortality Weekly Report, June 1, 2001, vol. 50,
   no. 21; http://www.cdc.gov/mmwr/pdf/wk/mm5021.pdf. Accessed May 3, 2012.

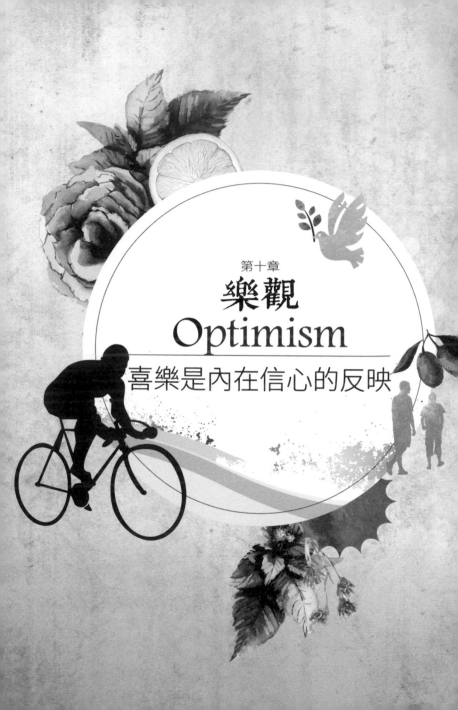

第十章

樂觀
Optimism

喜樂是內在信心的反映

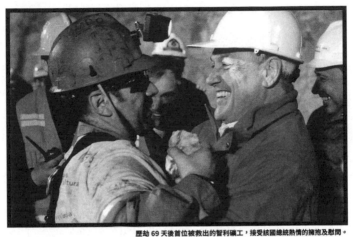

歷劫 69 天後首位被救出的智利礦工，接受該國總統熱情的擁抱及慰問。

　　頃刻之間，他們眼前變得一片漆黑。濃重的灰塵不僅遮住了燈光，也讓他們的眼睛在六個小時之內飽受刺激和灼燒之苦。這次突發事件發生在他們剛用完午飯不久，此事不但改變了他們平日的生活，也改變了歷史。

　　2010年8月5日，智利科皮亞波銅礦區發生岩石坍塌，33名礦工被困在2,300英尺（約700米）的礦坑底下。事故發生當天，另一批礦工較靠近出口，故此得以成功逃生，但另外的33人命運卻不同，他們周圍的世界都坍塌了。

　　他們腦海中所能想到的就是如何逃生。當天的領班路

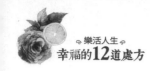
易斯·烏爾蘇亞（Luis Urzúa）馬上負起責任，將大夥組織起來，所有決定都要依照民主原則產生，以投票佔多數的一方決定每一次的計畫和行動。

通風問題迫使他們從540平方英尺（約50平方米）的緊急避難所搬到另一個礦洞裡去。這個坑洞長約1.2英里（2公里），他們可以在這裡自由活動。由於缺乏逃生梯，他們無法從通風井逃生。他們把正常情況下只夠維持兩三天的應急物資延長使用至兩星期。小心規劃的定量配給、嚴格的組織紀律、和互相的鼓勵及安慰，在在都對他們產生了重大影響。

他們每個人都減掉了平均18磅（8公斤）的體重。這對某些人來說雖然不好受，但卻是必須的益處，否則日後以他們的身材很難鑽得進逃生孔。

8月22日，在經歷8次的嘗試之後，在坑下焦急等待救援的礦工終於和地面取得了聯繫。好幾天以來，礦工們一直能聽到頭頂鑽機的聲音，他們早已預備好了要帶上地面的紙條，現在這張小紙條上的字已眾人皆知了！「我們都在避難坑裡，33人都還活著！」此時此刻，地下地上，一

片歡騰。但是，大家心中仍然存有疑問，700多公尺的距離，該如何把他們救出來呢？專家估計，救援行動可能持續數月之久。

於此同時，地上卻是另一幅景象：在靠近礦坑的地方，由一座座帳篷組成的一個城市在沙漠中蔓延開來。剛開始的時候，礦工的家人和朋友們睡在汽車裡，一邊等待，一邊為親人祈禱。後來，不斷有人送來帳篷及其他補給品，幫助他們應付沙漠中惡劣的自然環境。這片營地被人成為「坎帕門托‧埃斯佩蘭薩」，意思是「希望營地」（Camp Hope）。

憑藉跨國的合作，精心的計劃，優秀的工程設備，以及頑強不屈的決心，33名礦工，在被困地下整整69天之後，終於在2010年10月13日，全部成功脫險。

堅持的動力

是什麼讓人努力不懈？社會支持、領導能力、合作、紀律、幽默感——這些都扮演著重要角色，然而最重要的乃是樂觀和希望。

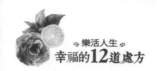

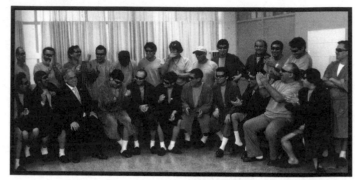

33 位獲救的智利礦工們，在醫院治療期間與總統合影。

　　在地面上施救的人員，就住在希望營地裡。那些被困在地底深處的人在和救援者並家人溝通時，不停地強調希望、信心和樂觀。教皇和其他宗教領袖在此過程中也不斷地為他們祈禱。其中一名礦工還透過救援過程中鋪設的轉播設備，看到妻子剛生下的女兒。嬰孩的父母給她起名叫「希望」，因為地下地上所有的人都沒有失去希望。井下最年輕的礦工吉米·桑切斯（Jimmy Sanchez）在一封信中說到了自己的希望：「我想飽餐一頓，我從沒有像現在這樣餓過。這些天來我一直想吃媽媽做的飯。幸運的是，我的夢想很快就能實現，我們馬上就要苦盡甘來了。」❶

　　此次救援過程對於所有涉身其中的人都是一段驚心動

魄的心靈旅程，但始終有樂觀和希望貫穿其中，因為它們是一切豐富、健康的美好生活不可少的要素。

樂觀和希望讓一切都與眾不同！

給樂觀下個定義

樂觀究竟是什麼呢？樂觀有許多同義及近義詞，比如說「幸福」、「希望」、「喜樂」、「積極的態度」、「高昂的情緒」或「高興」等等。樂觀就是一種持續性的傾向，去期待個人在未來有美好的結果。[2]這和牛津字典上的定義類似，後者認為樂觀就是一種對「希望和信心」的傾向。[3]因此，本章的內文將交替使用樂觀和希望這兩個詞來說明。

兩個人自同一扇窗往外看，可能看到不一樣的景觀。比如說，樂觀主義者可能會看到繁星滿天，點綴夜空。而悲觀主義者或許會看到滿地的泥濘，讓自己的心情更消沉。如果杯子裡有半杯水，那麼在樂觀主義者看來，杯子是半滿的；對悲觀主義來說杯子卻是半空的。樂觀是我們內在信心的面貌，它建立在我們對上帝的希望和信心之

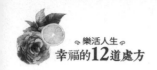

上，表明我們相信祂會為我們做出最好的安排。這乃是依據《聖經》上所說：「我們曉得萬事都互相效力，叫愛上帝的人得益處」（羅馬書8：28）；還有，「上帝是信實的，必不叫你們受試探過於所能受的。在受試探的時候，總要給你們開一條出路，叫你們能忍受得住。」（哥林多前書10：13）

樂觀主義者即便是在不如意的情況下也能擁有喜樂與平安。在世上我們會經歷傷心、疾病、甚或死亡。縱然如此，我們還是可以擁有一種超出尋常人理解與預期的寧靜與平安。凡事鼓勵自己保持樂觀心態，通過這種鍛鍊，即便人生路上遇到再大的坎坷與不幸（或多或少，我們一生總會在肉體、精神、情感和靈性上，遭遇一些傷心難過之事），我們也能保有完整的自己，不至於因此破碎。

未得醫治的盼望

她已年近40，目前是三個孩子的母親。她被診斷患上了黑色素瘤（一種皮膚上的惡性腫瘤），並且已經擴散到全身，經治療後暫時控制住了病情。她為治療吃盡了苦頭，其中

包括參加了兩次臨床試驗。腫瘤似乎對其中一次治療略有反應，但代價也是非常巨大的，包括巨額保險、極度的疲勞、肺部穿刺，和嚴重的感染。後來發現腫瘤繼續擴散，她急切地參與第三次臨床試驗。但這次試驗與以往不同，它只是初步的試驗，且結果只有助於醫療上的研究，對她本人並沒有太大的獲益。這次特別的試驗要求患者在接受藥物治療之前先進行大手術。

手術前夕，她被問到是否還有任何疑問。她笑了笑說沒有，並說在這之前她就知道這次手術的意義。然後她低聲說，作為母親，為了和自己的孩子再多相處一段時光，她願意付上任何代價。所有參加手術的醫護人員全因她這種無私的勇氣而動容。此外，對她在這種絕望之中仍存在一絲希望的樂觀精神，也留下了深刻的印象，儘管她知道她的病情已是無法好轉。一年多後，她還是去世了，試驗性治療不能根除她的腫瘤。

這個故事雖然悲傷但卻鼓舞人心，它讓我們更加明白，事情不會總是遂人所願。我們許多人需要得到幫助，尤其是在艱難的處境下，好激勵我們做出樂觀的選擇。家

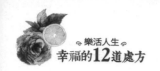

庭和其他人際關係上的支持在此過程中能給我們帶來很大的幫助。悲觀主義者傾向於認為壞事會持續很長時間，他們經常會放棄情況能好轉的念頭。另一方面，樂觀主義者把消極的事情看成是暫時的挫折，他們受此激發，只會比從前更加努力。有時現實主義者將挑戰和問題納入考慮範疇時，會被人視為悲觀主義者。但其實，一個現實的樂觀主義者會生出盼望和堅忍，選擇相信情況和環境會好轉，並為此努力不懈。**溫斯頓・邱吉爾（Winston Churchill）曾說：「悲觀主義者在所有機會中只看到了困難，而樂觀主義者在一切困難中卻看到了機會。」**

大量研究表明，希望、樂觀與良好的精神和身體健康存在密切關係。另外，人越樂觀，他處理問題的機制效能就越高。[4]2007年，《新科學家雜誌》發表一項驚奇的研究，文中描述人類大腦深處某一區域。這片區域對於產生並釋放快樂的情緒至關重要。菲爾普斯博士（Phelps）和他的同事們使用核磁共振進行了該項開創性的研究，或許可以從解剖學的基礎上，幫助我們理解愉快和抑鬱等情緒產生的原理。[5]

笑是良藥

70年代末，諾曼・卡森斯（Norman Cousins）寫了一本書，名叫《疾病剖析》（Anatomy of an Illness）。[6]他在書中描述自己曾患上一種使人衰弱的疾病，多方用藥無果，疼痛和不適均未減輕。在此情況下，他決定看喜劇片，讓自己哈哈大笑。令人驚訝的情況出現了，他的身體和情緒迅速好轉，最終各項生理指標都回歸正常。

從那時起，科學家對此進行了大量研究。人們認識到，這種發自內心的笑聲具有積極的效果，尤其對健康，包括在增強人的耐痛性方面有極大益處。[7]開懷大笑能夠促進安多芬（又名：腦內啡）的產生，這是一種能夠讓人心情愉快並減輕疼痛的大腦化學物質。

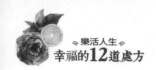
我們受造是何等奇妙可畏！難怪《聖經》上這樣說：「喜樂的心，乃是良藥；憂傷的靈，使骨枯乾。」（箴言17：22）

那麼，開心大笑能夠對我們的身體產生什麼益處呢？開懷大笑可以——

◇使肺臟運動。

◇促進血液循環。

◇增加肺臟氧氣攝取量，及身體各部組織和細胞的供氧量。

◇幫助人體內部運動：發自肺腑的歡笑能夠使人的心跳、呼吸和血液循環加速。

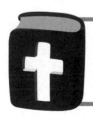

喜樂的心，乃是良藥；
憂傷的靈，使骨枯乾。

箴言17：22

因此，笑能產生的結果是使脈搏和血壓下降，骨骼的肌肉變得放鬆。

研究顯示，人每次心情愉悅並且發自內心的歡笑（不是強迫，不是假笑）之後，交感神經系統受到刺激，人體內便產生兒茶酚胺。這些兒茶酚胺能夠促使大腦下垂體的前葉分泌安多芬，而安多芬具有以下作用：

◇它是人體的天然鎮靜劑，能夠使人的心情舒緩放鬆。它的鎮痛作用比嗎啡更強。

◇它能夠提高人的情緒。

◇它能夠增加人體免疫細胞的活力。

喜樂的心確實是一劑有效良藥。

來自美國加州伯克利大學公共健康系的貝洛克和布雷斯洛博士（Belloc & Breslow），針對21世紀生活方式所共同進行的研究進一步證明，喜樂的心情和長壽之間存在著緊密的聯繫。該項研究擴及美國阿拉梅達郡的6千多名成年人，結果顯示，平時容易抑鬱之人的死亡率比那些心情常保持愉快之人高57%。[6]當然，人不可能總是高興或歡笑，但確實可以培養一種積極的態度。研究表明，一種積極樂觀的

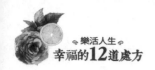

態度確實能給人帶來有益的效果。

我們確實可以幸福並體驗真誠的歡笑，尤其當我們完全信賴上帝，並確知無論在何種環境之中，祂都掌管著我們的生活。

積極的思維

大衛・麥克利蘭博士（David McClelland）還進行了另一項有趣的研究。他給學生們展示了一張照片，一對夫妻坐在河邊的長凳上。他要求大家依照片寫一段有關這對夫妻的小故事，以此深入觀察每名學生的潛意識和認知。那些對照片中的夫妻樂觀描述的，想像他們生活幸福、互相信賴、幫助扶持、並尊敬對方、且能彼此分享情感的學生，事實表明這些學生擁有較高的免疫抗體水準，之前也很少得過傳染性疾病。而那些對照片中夫妻悲觀描述的，想像他們互相欺騙、說謊、遺棄、虐待的學生，他們體內的免疫抗體水準相對較低，並且在過去也經歷過較多的傳染性疾病。❾

培養對事對人的積極思維和情緒，會對我們的個人幸

福產生巨大影響。我們還必須認識到一點，我們並非生活在真空狀態裡，我們是社會的產物。人際關係的支持和聯絡也會影響我們的情緒、靈性、精神和肉體健康。[10]

總結

希望和樂觀會在人生的各個階段、和不同情況下產生積極的效果。樂觀思想能極大地影響人的精神和肉體健康，它能促進人培養健康的生活方式，幫助人更為有效的應對困難和發展解決問題的技巧。此外，它還能培養人的抗壓性，讓人不至於像是那些需要長期照護的慢性病患，會在艱難的情況下灰心喪志。譬如看護老年癡呆症患者的人就需要極大的耐心。[11]

樂觀的人
在每個困難中看到機會，
悲觀的人
在每個機會中看到困難。

——邱吉爾

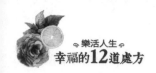
　　我們在生活中也會遇到類似智利礦工那樣的災難，周圍的生活突然坍塌，種種不利事件和情況接連發生。但我們絕不是一個人在戰鬥。我們可以選擇樂觀，尤其當我們回憶起耶利米哀歌3：21－23中的應許：「我想起這事，心裡就有指望。我們不至消滅，是出於耶和華諸般的慈愛，是因祂的憐憫不至斷絕。每早晨這都是新的。你的誠實極其廣大！」

　　雖然當前環境不利，但我們有這樣的應許，便可以樂擁生活並享受完全。樂觀和希望才是我們生命中真正享有的喜樂！

生活應用問題

我是否遭遇過不幸的生活變故，好像周圍的世界如天塌地陷一般呢？我是否選擇在此境況下仍心懷希望呢？是什麼給了我希望和保證呢？如果類似事件再次發生，我還能從哪些其他的來源汲取希望嗎？我願意把哪些《聖經》中的應許記在心中呢？

我在生活的大多數情況中，看到的是積極面還是消極面？即便自己是個現實主義者，我如何改變自己的觀

點，讓自己變得更加樂觀呢？我該如何尋找機會，而不是單單看到困難呢？

我最後一次開懷大笑，讓自己的肺和全身從內部運動起來，是在什麼時候？是什麼讓我這麼開心？我該怎麼做才能讓自己經常這樣開心呢？關於看什麼電視、讀什麼書、交什麼樣的朋友，我該如何在這些事的選擇之中做出明智的決定呢？我該如何調整自己對上帝的看法，好讓我能在喜樂的同時沒有罪惡感呢？

小組討論

傳道士的見證故事充滿了令人想像不到的艱難。他們的孩子死於瘧疾，他們居住在破舊的房舍中，有時不得不在困難的環境中長途跋涉，甚至有些人常遭他人嘲諷；許多人很少能看到他們的勞苦所產生的果效。有些人形單影隻，少有機會見到自己的朋友。他們還必須在千里之外獨自承受這一切，與家鄉和親人遠離。但是，雖然有這麼多困苦和犧牲，他們卻甘之如飴，無怨無悔。是什麼讓他們這麼樂觀呢？我們可以做出哪些選擇，好讓自己像他們那樣無私和樂觀呢？

對人對事我們該如何培養積極的思想和情緒呢？該如

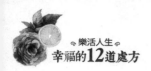

何平衡我們所聽到的壞消息和福音中的好消息呢？我
們所聽到的故事和看過的電影是否讓我們確信，上帝
正在掌管全局，努力拯救世人，並致力於創造一個更
美好的世界呢？

參考資料

❶Elliott McLaughlin, CNN World, October 11, 2010, 3:01 PM EST.

❷Harold G. Koenig, Michael E. McCullough, David B. Larson, Handbook of Religion and Health（New York: Oxford University Press, 2001）, p. 207.

❸The Oxford Compact English Dictionary（England: Oxford University Press, 1996）, p. 700.

❹Harold G. Koenig, Michael E. McCullough, David B. Larson, ibid.

❺New Scientist Life, "Source of 'optimism' found in the brain," October 24, 2007; www.newscientist.com/article/dn12827 source of optimism found in the brain.html. Accessed April 5, 2012.

❻N. Cousins, Anatomy of an Illness as Perceived by the Patient（New York: W. W. Norton & Company, Inc., 1979）.

❼R. I. M. Dunbar, Rebecca Baron, et al. Proceedings of the Royal Society B: Biological Sciences, March 22, 2012, vol. 279, no. 1731, pp. 1161-1167.

❽L. F. Berkman, S. L. Syme, "Social networks, host resistance, and mortality: a nine-year follow up study of Alameda County residents," American Journal of Epidemiology, 1979, Feb; 109（2）: pp. 186-204.

❾D. C. McClelland, "Motivational factors in health and disease," American Psychologist, 1989, 44（4）: pp. 675-683.

❿C. Conversano, A. Rotondo, et al. Clinical Practice and Epidemiology in Mental Health, May 14, 2010; 6: pp. 25 -29.

⓫Harold G. Koenig, Douglas M. Lawson, Faith in the Future（West Conshohocken, Pa.: Templeton Press, 2004）, p. 159.

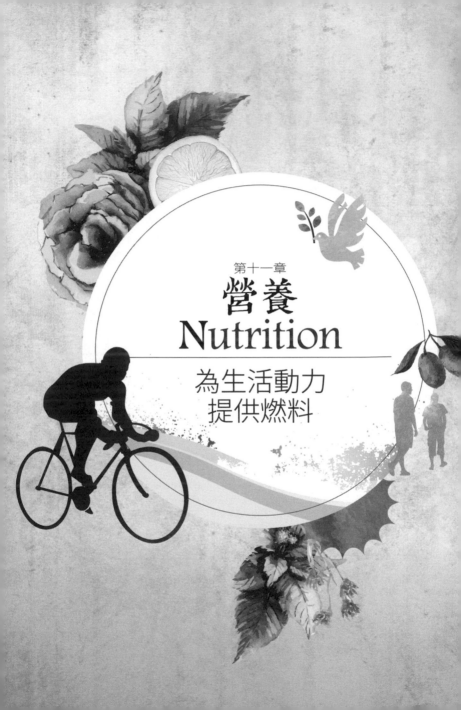

第十一章

營養
Nutrition

為生活動力
提供燃料

　　想像一下，你剛剛得到一輛夢寐已久的跑車！這輛車從設計到製造，可以說是煞費苦心、不計成本。即便是在最微小的細節上，也完美無缺。在外觀上，它的車門和車身周圍結合的毫無縫隙，渾然天成；車身烤漆透亮、光滑。你掀開前蓋，看到汽車的引擎，真是精緻無比，絕對和瑞士錶屬於同一工藝水準。打開車門，迎面撲鼻而來的是柔軟的真皮氣味。於是你坐在那設計完美的駕駛座上，你將鑰匙插入啟動，耳中聽到引擎陣陣轟鳴聲。這一刻終於來臨，是時候開著你的座駕出去兜兜風了！

　　風馳電掣地飆了幾個小時，看看油表，快到底了。遠處望見加油站，你減速駛進去。看看汽車使用手冊，上面說到高壓縮引擎最好使用優質汽油。但你自作聰明，覺得普通汽油也一樣能用，畢竟看上去、聞起來都差不多嘛！後來，當你檢查潤滑油時，發現不太夠了，於是你就灌了些水。

　　如果是以這種保養方法持續下去，你覺得你的愛車還能跑多遠呢？

　　我們的身體比世界上最精緻的機器還要優美複雜千萬

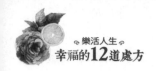
倍。好比上述那輛跑車，我們的身體需要燃料來為生活提供動力，這燃料就來自於我們所吃的食物。一份選自上好食材、均衡的膳食能夠提供人體成長、維護精力所需要的基本營養。如果我們選擇劣質食物，或者優質食品補充不足，那麼身體這部機器便會遭受虧損。吃得過多會帶來肥胖，而某些營養元素過量也會導致中毒。

身體的最佳燃料

　　為什麼要等待特殊的時刻才慶祝呢？難道我們不應藉著選擇健康食物來慶祝我們的每一餐嗎？我們在每一餐中都可享受上天的豐富供應——營養豐富的全麥麵包和穀類；還有那些富含維生素、礦物質、膳食纖維和植化素、種類繁多且色彩鮮豔的水果和蔬菜；含有必需性脂肪的堅果和種子、能使骨骼強壯的低脂牛奶或強化豆奶；能夠提供蛋白質的豆類（黃豆、豌豆、扁豆）以及少量的鹽、糖和植物油等等，這些提供能量、強身健體的食物若攝取適當，便可降低罹患癌症、冠狀心臟疾病、高血壓、肥胖、骨質疏鬆和腸道疾病的風險。我們確實可以為每一餐飯而歡喜

快樂，因為上帝賜給我們無比豐富的食物。

了解營養

許多人覺得選擇上好的營養是件難事，要想明白其中的原理更是難上加難。然而，這兩項功課其實真的都很簡單。讓我們先從「了解」營養開始。

我們的身體需要從食物中攝取營養。這些食物的消化和吸收是個奇妙的過程，先從口開始，然後進入胃，然後是小腸，最後到大腸。我們身體需要的營養包括：

醣類（碳水化合物）：我們食物的絕大部分應當來自這些盡可能未經加工過的碳水化合物。全穀類、豆類、水果、蔬菜都富含碳水化合物。每克碳水化合物包含4大卡熱量。

蛋白質：人體內的每個細胞都含有蛋白質。人體組織修復和生長都需要蛋白質。絕大多數食物中多少都含有蛋白質，然而蛋、奶和動物性食品中，其含量比較高。豆類是上好的植物性蛋白來源。每克蛋白質能夠產生4大卡熱量。

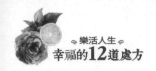

脂肪：它們是濃縮性能量的來源。我們通常攝取過多的脂肪，因為它能讓食物更加可口（例如：拿水煮或烤馬鈴薯和油炸薯條相比）。

維生素（脂溶性和水溶性）**、礦物質、微量元素：**這些對於成長和健康都是必須的。

抗氧化劑和植化素：這些物質可以保護人體免遭疾病和某些高齡化的影響。它們主要的來源為全穀、水果、蔬菜和堅果。

基本食物種類

我們所吃的食物有五種基本類型。我們若慎選所吃的食物，以適當的量攝取這五類食物，便可以滿足身體最佳營養需要。下列就是這五種食物：

❶穀類和全麥：這些食物應當成為我們膳食的基礎。它們包括全麥麵包、麵條、全麥米飯和玉米。它們富含膳食纖維和複合醣（合成型碳水化合物），大量的維生素和礦物質。但這些食品要選擇那些沒有加工過的類型（不要選擇外觀太白的）。根據一個人的年

齡、體重和活動量，穀類和全麥食品每天吃6～12份即可（編按：每份約50克～75克）。

2 水果和蔬菜：這些食品的顏色、風味和結構種類繁多，是保護性植化素、抗氧化劑和礦物質的最主要來源。根據不同的身高、年齡以及活動量，每個人每天至少要吃5～10份此類食物，且要在種類和顏色上攝取多樣。相對於蔬菜，許多人更喜歡水果，但我們需要這兩者的均衡。顏色越深的水果和蔬菜，往往植化素和抗氧化劑的含量越高。如果要喝果汁，每天不要超過一小杯的量。

3 豆類、堅果和種子：豆類，比如説黃豆、扁豆和豌豆，是優質蛋白、礦物質、維生素和其他保護性元素的重要來源。堅果和種子則是必需性脂肪的最佳來源，但由於此類食品所含熱量極大，故此每天攝取量不應超過1～2份。非素食主義者可以選擇魚類或禽類，但攝取量應嚴格限制。

4 奶類和蛋類（或強化加鈣食品）：這些動物性食品能夠提供許多重要營養，比如説鈣元素和維生素B_{12}。只

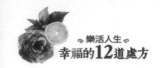
有動物性食品中含有維生素B12，它能有效預防惡性貧血和腦神經障礙。此外，維生素B12還能促進細胞分裂。全素食主義者應注意攝取足夠維生素B12的強化加鈣食品，或者透過補充劑攝取維生素B12。在選擇強化性食品的時候，要認真閱讀產品標籤，看其是否含有充足的強化營養。維生素B12的缺乏症狀，要在人完全停止攝取之後4到6年才會表現出來。但在發現問題之前，永久性的身體損害就已經發生。

⑤脂肪、油、糖和鹽： 這些食品所需的量非常少。人體的健康離不開必需性脂肪和鈉。碘是一種人體必需的微量元素，人如果正常食用碘鹽，就能輕鬆補足。此外，碘元素還可以通過海鹽、海藻和補充劑獲得。精煉糖對於健康並無任何需要，但適量使用卻可以增添食物的味道。

在選擇均衡的植物性食品過程中，要注重食材的顏色、形狀、味道，盡可能多樣化，增加飲食的營養和風味。這些食材要儘量源於天然：未經過精製、加工及提煉。天然有機食品是我們的最佳選擇。

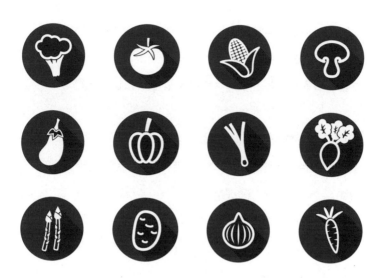

　　「把植物性食品作為你膳食的基礎……健康飲食包括全穀、水果、蔬菜、豆類和堅果。」[1]這個建議在2010年《美國膳食指南》中被簡化為：**你的餐桌上要有一半食物是水果和蔬菜。**[2]

　　現今素食的好處眾所皆知，如：

◇低脂，尤其是不含飽和脂肪

◇不含膽固醇（就全素食來說）

◇富含膳食纖維

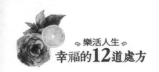
◇僅攝取少量的精煉糖（需避免高糖食品，即便來自植物性食品）

◇含有豐富的維生素和礦物質

◇含有豐富的保護性物質，比如說植化素和抗氧化劑等。

選擇食物的指導原則

健康飲食需要在選擇食物過程中，遵循完善合理的原則，以下是我們給您的建議：

多樣化：或許攝取食物的最重要原則，就是盡可能在前面探討的5種食物中（全穀物和全糧；水果和蔬菜；豆類、堅果和種子；蛋奶製品；脂肪、油脂和鹽）進行多樣化選擇。這能為健康的身體提供種類齊全的營養，並且不同的顏色、形狀、質地，亦能增加飲食的風味。

高品質：盡可能在天然食材中選擇食品，不要吃精煉食品。天然食品富含多種營養，精煉食品則是高熱量的來源。

均衡：肥胖是不斷蔓延的全球性問題。如果我們想保持健康的理想體重，那麼就需要在攝取食品所含的熱量，以及身體活動消耗的熱量之間保持平衡。

節制：健康飲食所需的某些重要營養只須少量攝取即可。它們包括脂肪和鹽。當然，我們需要足夠的必需性脂肪。此外，脂肪是脂溶性維生素的傳遞工具。我們也需要少量的鹽維持體內的電解質平衡。

應避免的食品：我們應避免精煉食品，因為在加工過程中，食物中營養物質已經人量流失了。此外，我們還應避免那些沒有任何營養的食物或飲料（例如酒精、咖啡和汽泡飲料等）。

網路上有許多線上工具，可以用來追蹤並分析自己所吃的食物。其中一款叫做SuperTracker，❸可供免費下載。

屬靈的食物

健康的飲食可以提高人的壽命和生活品質。上帝愛我們，渴望我們能擁有健康、豐富、幸福的生活。當我們恰如其分地享受祂所賜給我們許多地上的土產時，我們必對上帝的美善高聲歡呼。

正如身體每天需要真正的食物一樣，我們也需要屬靈的糧食來餵養我們的心靈。我們應當養成每天閱讀上帝聖

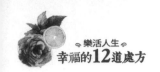

言的習慣。我們強調了所吃食物必須多樣化及均衡,同樣我們也需要在屬靈食物上保持均衡。我們可以默想上帝奇妙的應許,閱讀激勵心靈的故事和訓誨,並花時間每天祈禱,以此來盡情享用上帝的話語。這些習慣將幫助我們在身體和靈性上不斷成長。生活中的均衡和自制來自——每天將那些從上帝話語中學得的教訓,確實地應用在自己的生活裡。

願我們每天懷著讚美的心情做這些事,感謝上帝賜給我們精力和健康。

生活應用問題

我最近三餐吃了哪些食物?我所吃的食物中,全穀類、水果和蔬菜、豆類、堅果類,以及蛋乳製品,各占多少比例呢?我是否做出了明智的選擇呢?我是否吃其中一種食物太多,而其他食物卻攝取不足呢?我的餐桌上有多少水果和蔬菜呢?我餐桌上的食品顏色是否豐富呢?我是否補充了足夠的深顏色蔬菜呢?

在我所吃的三餐中,精煉加工食品占多大比例呢?我可以開始戒絕哪些精煉食品呢?我該從哪種精煉食品

下手呢？在全穀、全麥、豆類這些健康食品中，我該從哪種開始每天多吃一些呢？

apply 3

我每天攝取多少基本的脂肪和油脂呢？我攝取的脂肪是否能滿足身體脂溶性維生素的需要？三餐中所含的脂肪或油脂是否太多？我該如何既擁有美味的食物，又不致攝取過多的油呢？我該如何更有創意地使用香料呢？我是否該嘗試著攝取史多的新鮮食物呢？

apply 4

我平時是否攝取過多的鹽？我是否在未嘗食物之前就習慣性加鹽呢？我是否會閱讀加工食品的說明，注意裡面沒有放太多的鹽（鈉），以致於有害健康呢？

apply 5

我的身體是否攝取足夠的維生素B_{12}呢？我如何確定在發生不可逆的神經損傷綜合症之前，已補充了足夠的B_{12}呢？我的飲食中是否含有足夠的鈣元素呢？我是否有骨質疏鬆的危險呢？

apply 6

我如何讓自己吃的食物所含之熱量與身體活動所耗的熱量保持平衡呢？我是否經常測量體重，好確信自己的體重能維持在一個健康的水準上呢？我是否需要減重呢？減肥有何技巧？我是否可以用小一點的碗吃飯，好幫助我減肥呢？我是否需要選擇更多富含膳食纖維的食品呢？

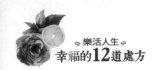

小組討論

蘇西的朋友納森注意到她是個素食主義者。他問她這種生活方式有何益處?她該如何回答自己的朋友呢?她應該要強調哪一部分呢?如果一個非素食主義者邀請一位吃素的朋友去他家吃飯,並且表示願意為這位朋友做一頓素食,我們該如何推薦一份營養均衡、且容易預備的食譜呢?教會是否有烹飪班,可以邀請他來參加呢?

我們是否太過強調自己的飲食習慣?我們是否想擁有健康的身體好用來榮耀上帝?我們是否藉著自己選擇的靈糧而讚美祂?

參考資料

❶USDA "Dietary Guidelines for Americans, 2000"；www.health.gov/dietaryguidelines/dgac/. Accessed June 19, 2012.

❷USDA "Dietary Guidelines for Americans, 2010"；www.choosemyplate.gov/food-groups/fruits.html. Accessed online June 19, 2012.

❸USDA, SuperTracker; www.choosemyplate.gov/SuperTracker/default.aspx. Accessed June 19, 2012.

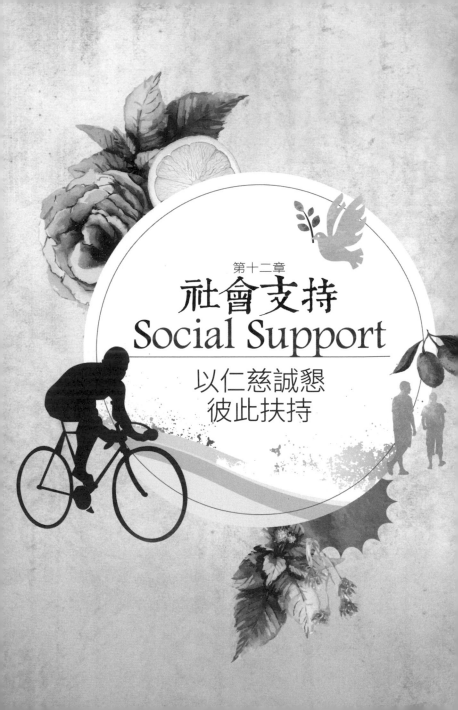

第十二章

社會支持
Social Support

以仁慈誠懇
彼此扶持

朱莉亞・紐柏嘉（Julia Neuberger）是一位拉比（編按：猶太人稱老師或智者為拉比。），來自南倫敦自由派會堂，她也是英國首批的兩位女性拉比之一，同時還身兼志願服務發展委員會（2006－2008年）和首相志願活動協會的主席（2007－2009年）。與人進行良好的溝通和交流，對於她的工作和宣教至關重要。然而，在2010年1月1日時，她在《衛報》上撰文指出：「我期望在今年看到一個改變，就是人們從社交網站中走出來。聚友（MySpace）、臉書（Facebook）、領英（LinkedIn）等社交網站的盛行，在過去這十年中成為影響社交文化的重大轉變。我們許多人都使用這些網站來交『朋友』以及會見可能的夥伴。整體來看，使用社交網站似乎沒有什麼不妥之處，然而不論它給我們的生活帶來多少便利，我們都要認識到，**社交網站絕不能取代人與人之間的面對面溝通**。我們必須起身離開社交網站，到現實世界中去結交朋友。⋯⋯這些網站只能給人提供最初的聯繫，它們無法讓人發展那種在真正的友情和真實連結中的所存在的情誼。」❶

社會支持對於個人和社會的健康都是至關重要的因

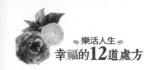

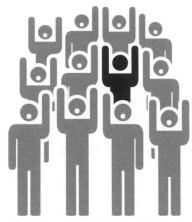

社會支持對於個人
和社會的健康至關重要

素。自私和驕傲使民族、國家、種族、社區和家庭陷入分

裂。自私自利橫亙在我們中間,但真實的信仰卻教導我

們,所有國家在上帝眼中都是一家,人類的大家庭應當團

結一致。無論我們的差異有多大,從上帝的創造來說我們

都是一家,我們在所有社會中都應當尊重別人的尊嚴。這

樣的團結一心鼓勵我們甘願為他人服務。

　　為什麼在我們的日常生活中,這種為他人提供服務

的支持和意願非常重要呢?據心理學家亞伯拉罕·馬斯洛

（Abraham Maslow）觀察，愛是一個人在成長過程中的必要條件，就和食物一樣。❷

根據心理學家謝爾登・科恩（Sheldon Cohen）和李奧納德・塞姆（S. Leonard Syme）博士❸的觀點，社會支持存在直接和間接的影響。直接影響對於不管是給予社會支持的一方或接納的一方都有益處，並且也能夠透過另一組同樣給予支持，但拒絕接受的人來進行比較與衡量。

互相支持能夠幫助我們處理壓力。我們需要認識一個重點，我們有可能因為拒絕他人的支持，轉而讓個人成為對自己而言威脅最大的敵人。我們的態度可能會影響自己如何回應別人給我們的支持。

心理學家伯克曼（L.F. Berkman）和哥拉斯（T. Glass）說，社會支持會藉由像是人的精神狀態、健康習慣以及身體的運作方式等途徑，來影響一個人的健康：愛對人成長之重要性猶如食物一樣。❹

◇我們的朋友會對我們產生積極或消極的影響。和藹親切、樂於助人的朋友會幫助我們建立自尊、自信和效率。但也有些朋友會讓我們在不知不覺中自卑消沉。

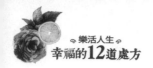

◇有些人自身具有不健康的生活習慣，或者身邊朋友很少。我們若有此類朋友，他們有可能會影響我們陷入類似吸菸、喝酒、暴飲暴食等不健康的活動。

◇來自朋友的支持能增強我們應對問題的能力並讓我們減輕壓力，並且避免讓嘲諷、批評和消極的態度影響我們的免疫系統和心血管系統，而損害我們的健康。

家人和朋友

根據斯泰茲（E. Stice），雷根（J. Ragan），和蘭德爾（P. Randall）的研究，家庭支持是青少年生活中最重要的因素。許多人都體會過家庭和朋友的支持，這些人承諾會愛護、養育並幫助他們。青少年對父母存在很高的期望，父母對他們的支持若顯不足，便會增加青春期抑鬱的風險。如果青少年沒有得到預期中、來自父母積極的幫助和正面的鼓勵，那麼他們就會變得失望困惑。此外，朋友的支持對於青少年也非常重要。❺

學校

求學在青少年生活中占了相當多的時間，這就不難理

解為什麼青少年在學校中的經歷會在他們的發展中產生關鍵影響了。這種影響僅次於家庭的影響。

　　心理學家巴蒂斯奇（V. Battistich）和霍爾恩（A. Horn），曾對美國24所小學1,434名五到六年級、種族和社會經濟狀況各異的兒童進行了研究。❻他們發現，在得到充分支持的環境中成長的孩子更喜歡學校裡的生活，在學習上更加積極主動，比較少涉及破壞和違紀行為，也很少沾染毒品等類惡習。如果學生產生「集體」意識，有機會與學校裡的同學或者其他社會團體建立友誼，並參與集體的活動，那麼他們生命之樹便會成長得更茁壯。

具信仰背景的團體

　　兒童安全委員會是一個由33名小兒科醫師、科研人員、心理健康和青年服務專家組成的機構，他們發現信仰團體在青少年的健康領域扮演著重要作用。這些團體在他們所奉行的宗教信念上有著堅定的基礎，並從中衍生出一套價值觀。對於成年人來說，宗教信仰和行為在很大程度上影響著他們的健康和壽命。比如說，他們很少患上高血

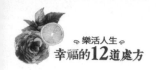

壓和抑鬱症,少有自殺傾向,從事犯罪活動,或使用及濫
用毒品和酒精。[7]

疾病的復原

從2002年開始,范德堡大學醫學中心和上海預防醫學
研究院開展了一場為期8年的合作研究,期間一項結果發表
在《臨床腫瘤學期刊》上。梅拉・埃普林(Meira Epplein)和
其他研究人員發現,在2千多位乳腺癌倖存者中,擁有較高
社會幸福感和生活品質的婦女,死於癌症或者腫瘤復發的
風險降低了48%。那些聲稱對婚姻和家庭生活感到滿意的婦
女在上述風險方面降低了43%。那些擁有良好人際關係的婦
女則降低了35%。[8]

在腫瘤診斷後的第一年內,對於乳腺癌患者的死亡或
者腫瘤復發來說,社會福利(社會幸福感)的好壞是一項重要
預兆性因素。因此,某些健康專家支持一種觀點,在乳腺
癌診斷之後不久,針對患者設計專門的治療方案,用來維
持或者增強患者的社會支持感,從而提高其生存率,降低
復發和死亡率。[9]

　　大量研究結果讓我們確信，我們身邊若全是那些真誠關懷我們的人，這將對我們的心理健康產生積極的作用。無論我們是一天工作不順利，還是一整年慢性疾病纏身，一個強大的社會支持網，在我們走過艱難、戰勝沮喪和壓力的過程之中，發揮著關鍵作用。家人、朋友和同事的支持，是我們生活的重要組成部分。

心律失常抑制測驗

　　社會支持對接受者肯定是有益的了，那麼對於付出者又如何呢？150多年前，懷愛倫（Ellen G. White）這樣寫道：「無論給予還是接受，善行對雙方均有益處。」❿今日科學也證明了這一點。由西格爾（Siegel）、弗里德曼（Friedmann）、艾倫（Allen）並其他幾位博士所進行，並發表在學術期刊的研究顯示：當人善待他的寵物時，他的身體狀態更加健康。

　　回到90年代時，《美國心臟病學雜誌》發表了一項有趣的研究。這項研究是由弗里德曼（Friedmann）和湯瑪斯（Thomas）博士進行的，名字叫做「心律失常抑制測驗」。⓫

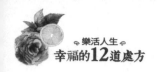
醫生們對有心臟病且心律不整的男女進行了調查。以下是一些有趣的結果：

◇在87個養狗的人中，只有一個（1.1%）在實驗期間死亡。

◇在282個不養狗的人中，有19人（6.7%）在實驗期間死亡。

◇不養狗的實驗對象其死亡率是養狗之人的6倍，這說明養狗的人在對寵物表達關懷的時候也能夠從中獲得益處。

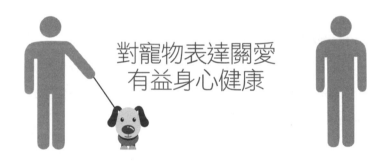

對寵物表達關愛
有益身心健康

具有諷刺意味的是，兩種治療心臟病的藥物——恩卡胺和弗卡尼——在藥物試驗中，均造成心臟病死亡人數的增加，不得不過早停止使用。如果這些藥物能夠將心臟病致死率降低6倍，你完全可以確定，世界上所有醫生都會給患有心臟病的人開這個藥方了。但是你上次聽到醫生建議

你去關懷別人或者小動物，以此來促進你的健康是什麼時候呢？

工作

從理想的角度來說，社會支持應當來自家庭、朋友和教會弟兄姐妹，但是目前有一種不斷增長的需求，就是需要來自工作場所的支持。

一般來說，成年人的一天（24小時）是這樣分配的：8個小時用來睡覺和休息，8個小時和家人相處並承擔其他家庭責任，剩下的8個小時便會用來工作。既然一個人每天投入工作的時間這麼長，那麼他一定需要來自工作場所的支持。作為同事，當你發現別人的性格和行為有所改變，或者發現其他方面的需要，比如他們正在為家庭問題、學校的衝突或個人問題——比如沉溺於賭博、色情、或其他有害事物——而苦苦掙扎，那麼你有責任為他們提供支持。工作中的朋友有時能在關係緊張的老闆和雇員之間架起橋樑，或者組成支持性團體。你可以透過真誠關心自己同事的福利，而在工作場所中建立起溫暖關懷的氛圍。

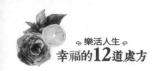

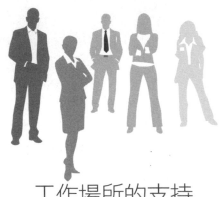

工作場所的支持

　　伊利沙白‧布朗多羅（Elizabeth Brondolo）博士是聖約翰大學於紐約斯托尼布魯克分校的心理學教授。她和同事進行了一項有趣的實驗，他們發現在工作場所中，當一個人關心另一個人的時候，雙方的血壓會發生明顯的變化。這項研究的對象是紐約70名專門貼違規停車和交通罰單的人。這是一份充滿壓力的工作，因為司機經常辱罵、威脅或者咒詛他們。實驗期間，每個人身上都戴著一個小型監視器，用來測量他們全天的心率和血壓。此外，他們還要記錄下自己一天都去了哪裡，進行了哪些活動。一天結束後，他們要填寫一張問卷調查，判斷他們從自己的同事、直屬上司和單位主管那裡得到了多少精神上的支持。「人

們從自己的同事那裡感受到的支持越多，他們在工作環境中的血壓就越平穩。」實際上，他們在全天的工作中，即便處於壓力最大的時刻，然而他們的血壓也保持在較低水準上。[12]這項研究已清楚顯示了在工作中得到社會支持的重要性。

最有效的支持技巧往往非常簡單：側耳聆聽同事的傾訴，尊重他人的隱私和自尊，說話有智慧；仁慈、溫和；保持積極的態度；避免批評。你願意人怎樣待你，你也要怎樣待人。[13]

什麼是社會支持網路？

社會支持網路是由家人、朋友和同伴組成的。它與其他類型的支持小組不同，它不是由某位心理健康專家帶領進行的。雖然這兩種支持性團體在充滿壓力的情況下都扮演著重要的角色，但是社會支持網路在沒有壓力的時候也能發展。這讓我們有一種安全感和欣慰，知道當我們需要自己的朋友時，他們會來到我們身邊。它不同於一般人和上司的正式會談，社會支持活動可以是朋友在一起吃午

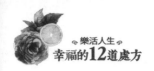

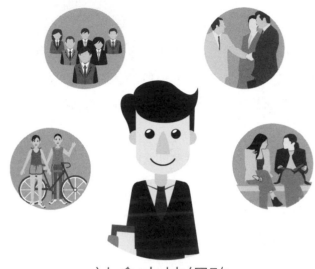

社會支持網路

飯,鄰居在一起聊天,親戚互相打打電話,或者是參加教
會舉辦的團契。這些都是和我們身邊親近之人發展並培育
持久友誼的途徑。

我們不要等著別人先邁出第一步。如果你見到一個
人,覺得他/她會成為你的好朋友,那就邀請這個人和你
一起吃午餐,或者參加其他休閒活動。這些活動可以是從
事志願服務,到體育館中運動,或者參加一個健行小組。

互相忍讓的重要性

成功的關係是一種雙向的溝通。我們個人成為越好的朋友，朋友們對我們就越好。以下是促進人際關係的一些建議：

◇ 保持聯繫。接聽電話，回覆郵件，回覆別人的邀請，這些都能讓別人知道我們在乎他們。

◇ 不要互相競爭。當朋友成功的時候，與其一同歡樂，不要嫉妒。這樣當我們有了成就時，對方也會回以歡呼和笑臉。

◇ 做一個善於聆聽的人。知道什麼對你的朋友很重要。

◇ 凡事不要過度。雖然我們渴望擴展社交網路，但請注意，不要讓家人和朋友被電話和電子郵件淹沒。

◇ 欣賞朋友和家人。花時間去說感謝，並且表達他們對你是何等重要。當他們需要支援的時候，能出現在他們身邊。

底線

建立社會支持網路的目的是為了減輕壓力，而不是增加壓力，因此，要謹防那些耗盡我們精力的情況和環境。比如說，如果一個人始終處於消極和批評的態度中，不要花太多時間和他相處。還有，如果有人沉溺於不良行為，

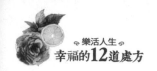
比如說酗酒或藥物濫用，你要遠避這樣的人，尤其是當你也處於同樣掙扎之下的時候。

花時間建立社會支持網路是一項聰明的投資，它不僅有益精神健康，亦有利於促進身體健康，還能使我們長壽。那些享有更多社會支持的人和沒有的人相較，身體更健康、壽命更長久。讓我們開始結交更多的朋友，並促進已經存在的友誼。這種社會支持，無論你是得到還是付出，都將獲得豐厚的回報。

《聖經》的方法

就社會支持的益處來說，這句話顯然很有意義：「基督徒仁慈和誠懇的獻身，要在生活中時常表現出來。」 **⓮**

和上帝建立親密的關係，這能使我們與他人建立友愛的關係，並使我們渴望真誠地支持他們。無論背景如何，作為上帝的兒女，我們會彼此欣賞。我們不必擔心說什麼做什麼，因為當我們與上帝建立關係後，我們便會真心彼此相愛，互相服事、支持、鼓勵、饒恕、代禱。

我們所付出和收獲的社會支持對我們全面健康和福利

至關重要。因此，讓我們過一種讚美上帝的生活，真誠關心他人的福利，並將感恩的心歸給那位創造我們的主。

關於如何實踐良善以及表達對彼此的社會支持，《聖經》中有許多經文為我們提供了具體的指導，以下是一些例證：

《新約聖經》：

- 彼此相愛（約翰福音13：35）
- 彼此饒恕（歌羅西書3：13）
- 彼此接納（羅馬書15：7）
- 彼此代禱（雅各書5：16）
- 彼此安慰（帖撒羅尼迦前書4：18）
- 彼此相交（約翰一書1：7）
- 彼此善待（以弗所書4：32）
- 彼此同情（彼得前書3：8）
- 彼此款待（彼得前書4：9）

《舊約聖經》：

- 接待陌生人（創世記18：2－5）
- 不隨波逐流、散布謠言（出埃及記23：1）
- 做正確的事（瑪拉基書6：8）
- 孝敬父母（出埃及記20：12）

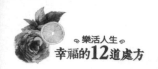
· 尊重鄰舍（出埃及記20：13－17）
· 愛你的鄰舍（利未記19：18）
· 真正的朋友比弟兄更親密（箴言18：24）

生活應用問題

從家庭、學校、教會、社區和工作場所來說，我社會支持網路當中的成員是誰呢？想想這些人，當我需要鼓勵和支持的時候，我最能指望誰並和他聯絡呢？在這些人中，是否有著因其自我沉淪的行為傾向，以致於我需要減少與之相處的人呢？

我如何在現實中與自己的家人和朋友發展更深層次的友誼，而不是總想著在網路上透過社交網站去實現這一目標呢？我很擅長傾聽他們的心聲嗎？我是否還清楚地記得他們的狀況，好讓我能對他們表示關懷呢？是他們主動聯繫我次數多，還是我主動聯繫他們次數多呢？

在我的家庭、學校、教會、社區和單位中，有誰處於壓力之下而需要精神上的支持呢？我該如何幫助他們跨越困難而看到機會呢？上帝叫萬事互相效力，我該如何培養自己對於救主的信賴和盼望，並與他人分享樂觀和信任呢？

小組討論

哈洛有一個同事，也是他的好朋友，他們工作性質很相近。最近，哈洛的朋友提出一個建議，獲得了高層的認可，結果他也獲得了晉升。同事中有些人抱怨連連，說部門中每個人對他的成功都有所貢獻。他的同事們在這種情況下該如何做？他們為何會嫉妒他的成就？他們可以透過哪些方式和他一起高興呢？

我們在什麼時候感到最幸福？是別人支持、幫助我們的時候，還是我們支持、幫助別人的時候？我們既需要別人的支持，也需要去支持別人，特別是從我們感覺有價值的事上去促進別人的福利。在這兩者之間，我們該如何保持平衡呢？我們能參加哪些特別的活動，用來擴展自己的社會支持網路，並讓自己有機會去為別人服務呢？

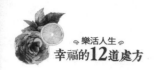

樂活人生
幸福的**12**道處方

參考資料

❶Julia Neuberger, "Face to faith," The Guardian, January 1, 2010; www.guardian.co.uk/commentisfree/belief/2010/jan/02/social- networking real world online. Accessed April 5, 2010.

❷Abraham Maslow, "Maslow's Hierarchy of Needs: The Motivation Theory and Hierarchy of Needs From Abraham Maslow," March 3, 2011, www.maslowshierarchyofneeds.net/maslows love and belonging needs. Accessed April 12, 2012.

❸S. Cohen, S. L. Syme (eds.), Social Support and Health (Orlando, Fla.: Academic Press, 1985).

❹L. F. Berkman, T. Glass, "Social integration, social networks, social support, and health," Social Epidemiology (Oxford, Eng.: Oxford University Press, 2000), pp. 137-173. See also L. F. Berkman, L. Syme, "Social networks, host resistance, and mortality: A nine-year follow up study of Alameda County residents," American Journal of Epidemiology, 1979; 109: pp. 186-204.

❺E. Stice, J. Ragan, P. Randall (2004), "Prospective relations between social support and depression: Differential direction of effects for parent and peer support," Journal of Abnormal Psychology, 113, pp.155-159.

❻V. Battistich, A. Horn, "The relationship between students' sense of their school as a community and their involvement in problem behaviors," American Journal of Public Health, December 1997; 87 (12): 1997-2001.

❼See W. J. Strawbridge et al., "Frequent Attendance at Religious Services and Mortality over 28 Years," American Journal of Public Health 87, no. 6 (1997): pp. 957-961. See also H. G. Koenig et al., "Does Religious Attendance Prolong Survival? A Six Year Follow Up Study of 3,968 Older Adults," Journal of Gerontology 54A (1999): M370-377.

❽Rick Nauert, PsychCentral, "Social Support Helps Women Beat Breast Cancer," January 21, 2011, http://psychcentral.com/news/2011/01/21/social-support helps women beat breast cancer. Accessed April 13, 2012.

❾Ibid.

❿Ellen G. White, Testimonies for the Church, vol. 2 (Mountain View, Calif., Pacific Press Publishing Association, 1948), p. 534.

⓫E. Friedmann, S. A. Thomas, "Pet ownership, social support, and one–year survival after acute myocardial infarction in the Cardiac Arrhythmia Suppression Trial (CAST)," American Journal of Cardiology, 1995, 76: pp. 1213-1217.

⓬William A. Karlin, Elizbeth Brondolo, and Joseph Schwartz, Psychosomatic Medicine (2003), 65:167-176.

⓭Adapted from "How to Improve Your Social Skills: 8 Tips From the Last 2500 Years," PositivityBlog; http://www.positivityblog.com/index.php/2007/11/15/how to improve your socia skills-8-tips-from-the-last-2500-years/.

⓮Ellen G. White, Medical Ministry (Mountain View, Calif.: Pacific Press Publishing Association, 1963), p. 204.

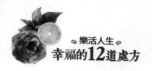

國家圖書館出版品預行編目資料

樂活人生：幸福的12道處方 / 凱瑟琳.肯特羅夫
等作. -- 初版. -- 臺北市：時兆, 2016.05
　　　面；　　公分--
譯自：Celebrations : living life to the fullest
ISBN 978-986-6314-61-2(平裝)
1. 健康法

411.1　　　　　　　　　　　　105002845

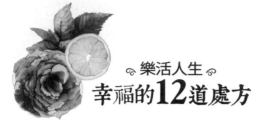

樂活人生
幸福的12道處方

作　　　　者	凱瑟琳・肯特羅夫、艾倫・漢狄瑟斯、 弗萊得・哈汀、彼得・蘭德里斯
董　事　長	李在龍
發　行　人	周英弼
出　版　者	時兆出版社
客 服 專 線	0800-777-798（限台灣地區）
電　　　話	886-2-27726420
傳　　　真	886-2-27401448
地　　　址	台灣台北市10556松山區八德路2段410巷5弄1號2樓
網　　　址	http://www.stpa.org
電　　　郵	service@stpa.org

主　　　編	周麗娟
責 任 編 輯	林思慧
封 面 設 計	時兆設計中心　李宛青
美 術 編 輯	時兆設計中心　李宛青
法 律 顧 問	元輔法律事務所　TEL：886-2-27066566

總　經　銷	聯合發行股份有限公司 TEL：886-2-29178022
基督教書房	基石音樂有限公司 TEL：886-2-29625951
網 路 商 店	http://www.pcstore.com.tw/stpa
電 子 書 店	http://www.pubu.com.tw/store/12072

I　S　B　N	978-986-6314-61-2
定　　　價	新台幣200元　美金8元
出 版 日 期	2016年5月　初版1刷